Kohlhammer

Die Autoren

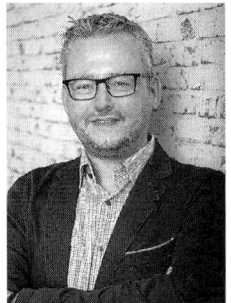

Thomas Engels, Krankenpfleger, Fachkrankenpfleger für Innere Medizin und Intensivmedizin, Urotherapeut und Kontinenztrainer nach KgKs e.V., Weiterbildung in Palliativ Care. Mitautor des Fachbuches »Störungen der Harnausscheidungen« im Kohlhammer Verlag erschienen und Preisträger des Wolfgang-Knipper-Preises in 2017.

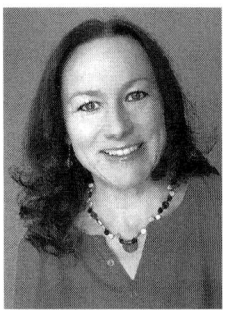

Franziska Ott, staatl. anerkannte Kinderpflegerin, staatl. anerkannte Krankenschwester, Pflegetherapeutin Wunde, Praxisanleiterin, Stomafachkraft, Urotherapeutin und Expertin für neurogene Darmfunktionsstörung.

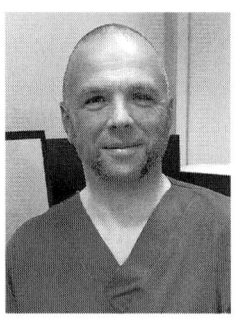

Martin Krause, examinierter Gesundheits- und Krankenpfleger, seit 2015 Urotherapeut und Darmexperte, arbeitet seit 2004 im BG-Klinikum Hamburg. Als Dozent und Nebenprüfer an der Akademie im Klinikum bildet er Urotherapeuten mit aus.

Engels/Ott/Krause

Urodynamik

Ein Leitfaden für Pflege, Assistenzberufe und Urotherapie

Verlag W. Kohlhammer

Dieses Werk einschließlich aller seiner Teile ist urheberrechtlich geschützt. Jede Verwendung außerhalb der engen Grenzen des Urheberrechts ist ohne Zustimmung des Verlags unzulässig und strafbar. Das gilt insbesondere für Vervielfältigungen, Übersetzungen und für die Einspeicherung und Verarbeitung in elektronischen Systemen.

Pharmakologische Daten verändern sich ständig. Verlag und Autoren tragen dafür Sorge, dass alle gemachten Angaben dem derzeitigen Wissensstand entsprechen. Eine Haftung hierfür kann jedoch nicht übernommen werden. Es empfiehlt sich, die Angaben anhand des Beipackzettels und der entsprechenden Fachinformationen zu überprüfen. Aufgrund der Auswahl häufig angewendeter Arzneimittel besteht kein Anspruch auf Vollständigkeit.

Die Wiedergabe von Warenbezeichnungen, Handelsnamen und sonstigen Kennzeichen berechtigt nicht zu der Annahme, dass diese frei benutzt werden dürfen. Vielmehr kann es sich auch dann um eine eingetragene Warenzeichen oder sonstige geschützte Kennzeichen handeln, wenn sie nicht eigens als solche gekennzeichnet sind.

Dieses Werk enthält Hinweise/Links zu externen Websites Dritter, auf deren Inhalt der Verlag keinen Einfluss hat und die der Haftung der jeweiligen Seitenanbieter oder -betreiber unterliegen. Zum Zeitpunkt der Verlinkung wurden die externen Websites auf mögliche Rechtsverstöße überprüft und dabei keine Rechtsverletzung festgestellt. Ohne konkrete Hinweise auf eine solche Rechtsverletzung ist eine permanente inhaltliche Kontrolle der verlinkten Seiten nicht zumutbar. Sollten jedoch Rechtsverletzungen bekannt werden, werden die betroffenen externen Links soweit möglich unverzüglich entfernt.

1. Auflage 2025

Alle Rechte vorbehalten
© W. Kohlhammer GmbH, Stuttgart
Gesamtherstellung: W. Kohlhammer GmbH, Heßbrühlstr. 69, 70565 Stuttgart
produktsicherheit@kohlhammer.de

Print:
ISBN 978-3-17-044051-7

E-Book-Formate:
pdf: ISBN 978-3-17-044052-4
epub: ISBN 978-3-17-044053-1

Für den Inhalt abgedruckter oder verlinkter Websites ist ausschließlich der jeweilige Betreiber verantwortlich. Die W. Kohlhammer GmbH hat keinen Einfluss auf die verknüpften Seiten und übernimmt hierfür keinerlei Haftung.

Inhalt

Vorwort 9
Thomas Engels

Vorwort 11
Doris Scholt

1 Geschichte der Urodynamik 13
   Thomas Engels
   1.1   Historische Hintergünde 13
   1.2   Gelebte Geschichte 15

2 Gesetzeskunde – Kompetenz in der Urodynamik 17
   Thomas Engels
   2.1   Verantwortung 18
   2.2   Medizinprodukte 19

3 Urodynamik in Weiterbildung und Hospitation 21
   Martin Broehl

4 Urodynamik und kultursensible Pflege 24
   Thomas Engels

5 Urodynamik und Inklusion 26
   Thomas Engels

6 Entwicklung der Urodynamikgeräte und deren Zubehör ... 27
   Thomas Engels
   6.1   Das Waage-Prinzip – Uroflow 29
   6.2   Bestandteile eines Messgeräts 29
   6.3   Das Zubehör 31
         6.3.1   Intravesikaler Katheter 31
         6.3.2   Rektalkatheter 35
         6.3.3   Zubehör für die Infusionspumpe und Zubehör zur
                 Ableitung der Beckenbodenaktivität 38
         6.3.4   Druckelemente 39
         6.3.5   Zuleitung zum Patienten 39

7	**Anatomie und Physiologie**	**41**
	7.1 Der Beckenboden	41
	7.2 Die Harnblase (Vesica urinaria)	46

8	**Neurologie der unteren Harnwege**	**50**
	Thomas Engels	
	8.1 Innervation der Harnblase	50
	8.2 Die vier Phasen der Miktion (BeBo®)	50
	8.3 Neurologie einmal anders	51
	8.3.1 Mit Bildern arbeiten	51
	8.3.2 Neurologie bei Erwachsenen anders erklärt	52

9	**Indikation zur Urodynamik**	**56**
	Thomas Engels	

10	**Neurogene Dysfunktion des unteren Harntraktes**	**58**
	Thomas Engels	

11	**Der Urodynamik-Standard für Medizinisches Fachpersonal**	**62**
	Thomas Engels	
	11.1 Vorbereitung	64
	11.1.1 Das Verbrauchsmaterial	64
	11.1.2 Das Urodynamikgerät	66
	11.2 Durchführung	67
	11.2.1 Einlage des Urodynamikkatheters	68
	11.2.2 Einlage Rektalkatheter	68
	11.2.3 Das Anbringen der EMG-Elektroden/Biofeedback	68
	11.3 Mögliche Fehlerquellen	72
	11.3.1 Flache, starre Kurve	72
	11.3.2 Urinverlust direkt mit Beginn der Messung	72
	11.3.3 Pumpenschlauch	74
	11.4 Die drei Phasen der Urodynamik	75
	11.5 Reihenfolge der Durchführung	75
	11.6 Durchführung der Videourodynamik	78
	11.7 Durchführung einer Zystomanometrie	78
	11.8 Durchführung des Harnröhrendruckprofils	79
	11.9 Ende der Untersuchung	80

12	**Besonderheiten bei urodynamischen Messungen**	**82**
	Thomas Engels	
	12.1 Suprapubischer Fistelkatheter	82
	12.2 Fehlendes Rektum, Colostoma	83
	12.3 Krankenbeobachtung	84

13	**Provokationstests**	**85**
	Thomas Engels	

	13.1	Eiswassertest	85
	13.2	Kaliumchlorid-Test	85

14 Ruhe- und Stressprofil **87**
Thomas Engels

15 Urodynamik bei Kinder und Jugendlichen **89**
Franziska Ott
- 15.1 Sensibilität der Kinder- und Jugendversorgung 89
- 15.2 Umsetzung der Urodynamik bei Kindern und Jugendlichen ... 90
  - 15.2.1 Tipps zum Personal 91
  - 15.2.2 Tipps zur Terminvergabe 92
  - 15.2.3 Tipps zur Terminerinnerung 92
  - 15.2.4 Tipps für den Termintag 93
  - 15.2.5 Tipps zur Räumlichkeit 93
  - 15.2.6 Tipps zum Anamnesegespräch 94
  - 15.2.7 Tipps zur Durchführung 95
- 15.3 Indikationen der Urodynamik bei Kindern und Jugendlichen ... 98
- 15.4 Fallbeispiele Urodynamik bei Kindern und Jugendlichen 99
- 15.5 Fazit 100

16 Urodynamik bei Kinder und Jugendlichen in Tanzania **108**
Franziska Ott
- 16.1 Hintergrund 108
- 16.2 Durchführung der Urodynamik 114
  - 16.2.1 Umsetzung der Blasendruckmessung 116
- 16.3 Adaptieren der urotherapeutischen Ansätze 118
- 16.4 Fazit 120

17 Urodynamik im Bereich Querschnittlähmung **121**
Martin Krause
- 17.1 Vorbereitung und Anforderungen 121
  - 17.1.1 Vorbereitung 122
  - 17.1.2 Videourodynamik 123
- 17.2 Welche besonderen Anforderungen werden in dieser Phase an die Untersuchenden gestellt? ... 123
- 17.3 Psychosoziale Situation 124
- 17.4 Wer verfolgt welches Ziel? 124
- 17.5 Die allererste Urodynamik 125
  - 17.5.1 Warum hat die Videourodynamik solche Bedeutung? ... 126
  - 17.5.2 Zielsetzung der ersten Videourodynamik 126
- 17.6 Durchführung der Videourodynamik 127
- 17.7 Besonderheiten im Querschnittbereich 129
  - 17.7.1 Immobilität 129

	17.7.2	Füllrate	130
	17.8	Uroflowmetrie während der Urodynamik	130
	17.9	Autonome Dysreflexie	131
	17.10	Urodynamik in der lebenslangen Nachsorge	132
	17.11	Nachsorgeuntersuchung	133
	17.12	Neue Ziele	135
	17.13	Manchmal ist nichts so, wie es scheint!	135

18 Blasenmanagement — 138
Thomas Engels

19 Darmmanagement — 141
Thomas Engels

20 Nomogramme — 143

21 Urogynäkologische Urodynamik — 144
Thomas Engels

22 Normwerte in der Urodynamik — 145
Thomas Engels, Franziska Ott

22.1	Ruhewerte in der Urodynamik	145
22.2	Normwerte Uroflowmetrie (Harnflussmessung)	146
22.3	Differenzialdiagnosen	146
22.4	Normwerte Urodynamik (Harnblasendruckmessung)	147
22.4.1	Harnblasenkapazität	147
22.4.2	Kinder	148
22.4.3	Sensibilität	149
22.4.4	Detrusorfunktion	149
22.4.5	Dehnbarkeit der Harnblase (Compliance)	149
22.4.6	Urethradruckprofil	152
22.4.7	Uroflow-EMG	153
22.4.8	Leak Point Pressure	154
22.4.9	Breakvolumen	155
22.4.10	Reflexievolumen	155

23 Bewertungshilfe einer Urodynamik — 156

24 Testen Sie Ihr Wissen — 160

Lösungen — 163

Danksagungen — 164

Literatur — 165

Vorwort

Thomas Engels

Zunächst ein Hinweis, warum wir dieses Buch speziell für Assistenzberufe und Urotherapeuten[1] schreiben?

Die Fachkräfte für Urologie und Urotherapeuten stehen oft allein vor der Urodynamik. Diese stellen sich dann Fragen, wie z. B.: »Warum ist ein Nullabgleich notwendig?«, »Warum darf das System nicht schneller gefüllt werden, es würde doch Zeit sparen?«

Diese und mehr Fragen werden in diesem Buch beantwortet. Theoretisches und Erfahrungswissen von drei langjährig tätigen Urotherapeuten aus einer urologischen Klinik, einer Unfallklinik und dem Kinderbereich sollen den Leser unterstützen, potenzielle Fehlerquellen zu vermeiden und bei der korrekten Durchführung zu unterstützen. Das Ziel ist es, Patienten und Ärzte auf Augenhöhe zu begleiten und die Urodynamik damit fachkundig durchzuführen.

Die Urotherapie ist definiert als die umfassende Diagnostik, Behandlung und die Betreuung von Menschen mit funktionellen, organischen und neurogenen Blasen- und Darmstörungen. Es geht ebenfalls um mögliche Operationen sowie medikamentöse Einstellungen. Außerdem werden in der Urotherapie Patienten begleitet, die sich für die nicht-medikamentöse oder nicht-operative Therapie entschieden haben.[2]

Eingesetzte Fachkräfte haben in diesem Prozess eine wichtige Rolle: Sie können die konservativen Therapien initiieren, im Netzwerk die Diskussionen über Therapieoptionen anregen und sich aktiv bei der Umsetzung der Therapien beteiligen.

Ein Rückblick: Im Jahr 2000 stand ich vor der großen Herausforderung, Urodynamik durchzuführen und dies mit einem mir nicht bekanntem Gerät. Angeordnet wurde das damals durch einen Oberarzt, der mich noch nicht kannte und einer neuen Assistenzärztin. Alle beide kannten das Gerät ebenso wenig wie ich. Ich habe noch heute den Satz im Ohr: »Du kommst doch von Intensivstation, du kennst dich aus mit dem technischen Kram. Mach mal«. Wenn man sich die Situation vorstellt, wird deutlich, dass hierdurch erhebliche Stressmomente entstehen.

---

1 Die in der vorliegenden Arbeit verwendeten Personenbezeichnungen beziehen sich stets gleichermaßen auf weibliche, männliche und auch diverse Personen. Auf eine Doppelnennung und gegenderte Bezeichnungen wird zugunsten einer besseren Lesbarkeit verzichtet.
2 D-A-CH Vereinigung der Urotherapie e.V. Urotherapie. Zugriff am 10.12.2023 unter https://urotherapie.de/therapie/.

Meine erste Urodynamik fing damals mit Horst an, unserem Zivildienstleistenden, der die Urodynamik vorbereitet und begleitet hat – natürlich ohne fundiertes Fachwissen. Situationen, die auch heute, leider zu häufig erlebt werden. Wie alle, habe ich diese Situation damals auch als »alltäglich« erlebt – mit dem heutigen Wissen ein absolutes No-Go!

Die Erinnerung an die Situation förderte die Motivation, Kollegen dabei zu unterstützen, einen besseren Start und ein fundiertes Wissen beim Vorbereiten, Durchführen und der Nachsorge der Urodynamik zu haben.

Das erworbene Wissen aus Workshops bei der Deutschen Kontinenz Gesellschaft, bei der Urotherapeuten Weiterbildung in Bremen und bei dem von mir mitentwickelten Workshop für Assistenzpersonal zum Thema Urodynamik in Köln bei Wisswerk fließt an dieser Stelle ein und soll die Durchführung einer standardisierten Untersuchung ermöglichen, um anschließend am therapeutischen Prozess der Patienten teilzuhaben.

Ich danke meinen Co-Autoren für die Unterstützung und ihren Beitrag, dass dieses Werk entstehen konnte:

Franziska Ott, Krankenschwester, Urotherapeutin mit Herz, Verstand und Leidenschaft. Sie übernimmt das Kapitel *Urodynamik bei Kindern und Jugendlichen* (▶ Kap. 16, ▶ Kap. 17).

Martin Krause, Krankenpfleger und ein großartiger Urotherapeut, mit breitem Wissen über Neurologie und Urodynamik. Ich denke immer wieder gerne an unser »Urodynamik Battle« mit Worten. Autor des Kapitels *Urodynamik im Querschnitt-Bereich* (▶ Kap. 18).

Ein weiterer Dank geht an meinen Kollegen Martin Broehl, Fachkrankenpfleger der Intensivpflege und Anästhesie, Case Manager im Sozial- und Gesundheitswesen, Gesundheitsmanagement (B. A.), der die Wisswerk Weiterbildung initiiert hat und den ich für das Kapitel *Urodynamik in Weiterbildung und Hospitation* glücklicherweise gewinnen konnte (▶ Kap. 3).

Danke auch an Miriam Lefevre, die »Flamme der Kontinenz«, Krankenschwester, Urotherapeutin, B. Sc. »Höre immer auf deinen Lektor«, ja, das werde ich beherzigen.

Danke an StD Wolfgang Aulke und OStR' Marianne Aulke-Galda aus Eutin für eure schnelle Hilfe und Ratschläge.

Vorwort

Doris Scholt

Auch wenn für Deutschland keine aktuellen, zuverlässigen Zahlen vorhanden sind, kann davon ausgegangen werden, dass Harninkontinenz mit ca. 7–10 Millionen (Schwartze 2023) betroffenen Menschen ein gesundheitspolitisch relevantes Problem in Deutschland ist.

Diese Bandbreite der Angaben betroffener Menschen entsteht nicht zuletzt durch mit der damit verbundenen Scham und dem Tabu, dem Ausscheidungsvorgänge insgesamt unterliegen.

Es führt dazu, dass Menschen mit Inkontinenz ihr Problem nicht unmittelbar mit Ärzten und professionell Pflegenden besprechen. Bezogen auf die Arzt-Patient-Kommunikation findet sich in der englischen Literatur die Aussage: »doctors don't ask and patients don't tell«, also: »Ärzte fragen nicht und Patienten erzählen nicht«. Diese Aussage ist nicht nur auf Ärzte beschränkt, sondern gilt in gleichem Maß für alle im Gesundheitswesen außerhalb der auf diese Problemstellungen spezialisierten Bereiche tätigen Berufsgruppen. Es gilt insbesondere auch immer noch für Tabuthemen wie Inkontinenz und/oder Sexualität.

Für jeden Menschen mit Inkontinenz sind mit dem Symptom Inkontinenz generell, wenn auch individuell unterschiedlich ausgeprägt, körperliche, psychische, soziale und berufliche Beeinträchtigungen sowie Probleme im Bereich der Sexualität verbunden. Oft erleben die Patienten einen gravierenden Verlust an Lebensqualität.

Die Harninkontinenz ist somit keine eigenständige Erkrankung, sondern vor allem ein Symptom für sehr unterschiedliche Störungen mit vielen unterschiedlichen Ursachen und daraus resultierenden Formen.

Ein Symptomenkomplex setzt sich aus Harndrang mit oder ohne Harnverlust, erhöhter Miktionsfrequenz und Nykturie zusammen. Er wird als überaktive Blase (ÜAB) oder overactive bladder (OAB) bezeichnet.

Das Erleben von Menschen mit Inkontinenz und/oder OAB kennzeichnet sehr gut die Aussage: Die Inkontinenz/die überaktive Blase bringt dich nicht um, aber sie nimmt dir das Leben (vgl. Jünemann 2011; Fischer 2012).

Eine gezielte Therapie bedarf einer differenzierten Diagnostik. Den Beginn stellt jedoch immer die Basisdiagnostik dar, zu der z. B. eine ausführliche Anamnese, ein Miktionsprotokoll/Blasentagebuch (über eine ausreichende Zeit geführt), klinische Urin- und Ultraschalluntersuchungen gehören. Eine Urodynamik wird erst dann durchgeführt, wenn die Ursachen ungeklärt bleiben oder die Verläufe komplex sind, konservative Therapien keinen Erfolg zeigen, vor und nach operativen Eingriffen und/oder beim Verdacht auf neurologische Störungen (vgl. Ryu et al. 2022).

Die Urodynamik erlaubt Aussagen zu Ursachen der Symptome und der Funktionsstörungen im Harntrakt, denn sie ermöglicht Beurteilungen der Funktionen von Harnblase und Harnröhre während der Füllung und der Entleerung. Dadurch können Therapieoptionen erwogen und hinsichtlich ihres voraussichtlichen Erfolges abgeschätzt werden (vgl. ebd.). Die Urodynamik ist eine invasive Untersuchung, daher sind Risiken wie Infektionen oder Blutungen mit ihr verbunden. Entscheidend sind deshalb die klare Indikationsstellung und die Qualität der Durchführung.

Die Qualität ist wesentlich abhängig von dem Wissen und den Fähigkeiten der Durchführenden. Dazu reicht ein technisches Verständnis allein nicht aus. Es braucht fundierte Kenntnisse darüber, welche Messungen für welche Indikationen durchgeführt werden müssen und solide Grundkenntnisse über die Einordnung der Messergebnisse. Ferner ist es unabdingbar, die Situation der Menschen zu verstehen, bei denen die Urodynamik durchgeführt wird. Denn nur so kann der mit der Untersuchung verbundene Eingriff in die Intimsphäre durch angepasstes Handeln und zugewandte Kommunikation angemessen gestaltet werden.

Werden für die Durchführung der Urodynamik notwendige Kenntnisse und Fähigkeiten in der Praxis erworben? Meine Erfahrungen als eine der beiden Kursleitungen der Weiterbildung »UrotherapeutIn« (2007–2021) in Verbindung mit Aussagen von Teilnehmern lassen mich daran zweifeln.

Drei Urotherapeuten mit langjährigen Kenntnissen in ihren Fachgebieten lassen uns in diesem Buch an ihrem Wissen und ihren Erfahrungen teilhaben. Thomas Engels verfügt über große Erfahrung im urologischen Setting, Franziska Ott im Kinderbereich und Martin Krause arbeitet seit vielen Jahren in einem Zentrum für Querschnittsgelähmte. Die Autoren sind mit der Durchführung von Urodynamiken vertraut. Alle drei sind oder waren Dozenten in der Weiterbildung Urotherapie, teilweise auch in anderen Zusammenhängen und haben so auch ihre Fähigkeiten bewiesen, fachliche Zusammenhänge zu vermitteln. Neben ihren Kenntnissen über die Urodynamik generell und bezogen auf die jeweilige Zielgruppe, wissen sie alle um die Lebens- und Leidenssituationen der Menschen, denen sie in ihren unterschiedlichen Arbeitsbereichen begegnen. Diese empathische Grundhaltung prägt das Buch entscheidend. Alle drei können zu Recht als Experten angesehen werden (vgl. Benner, 2000).

Beides zusammen, das hier vermittelte Wissen und die empathische Grundhaltung, machen dies Buch so wertvoll und ich wünsche den Autoren die Anerkennung und den Erfolg, der ihnen dadurch zusteht.

Bremen, den 10.12.2023

Doris Scholt
Lehrerin für Pflegeberufe
MScN

1 Geschichte der Urodynamik

Thomas Engels

1.1 Historische Hintergünde

Um das *Heute* zu verstehen, ist es gut, einen Blick zurückzuwerfen. Nachfolgend ein Auszug aus historischen Entwicklungsschritten:
Die Urologie entwickelte sich im 19. Jahrhundert als eigene Fachdisziplin, aber wir gehen zunächst mal weiter zurück in die Vergangenheit. Erste Erkenntnisse über die Funktionsstörung des unteren Harntraktes lassen sich bereits auf 1500 v. Chr. datieren (vgl. Meyerhof, 1931).

In Ägypten wurde ein in der 17. Dynastie, ca. 1648–1550 v. Chr. erstellter Papyrus gefunden, der nach seinem Entdecker Edwin Smith benannt wurde. Der »Edwin-Smith-Papyrus«, auch »Wunden-Buch« genannt, ist ein altägyptischer Text, der zu den ältesten Schriftdokumenten medizinischer Heilverfahren gehört. Er zeugt von einem bereits hoch entwickelten Stand der Medizin im alten Ägypten, basierend auf Erfahrungswissen insbesondere auf dem Gebiet der Chirurgie. Es findet sich darin erstmals eine Beschreibung einer Paralyse der Harnblase nach Spinaltrauma (vgl. Dils & Stegbauer, 2024).

Im Jahre 150 n. Chr. schrieb Claudius Galen (129–216) ausführlich über Verletzungen des Rückenmarks, die zum Verlust der Harnblasenfunktion führten.

Galens Ansichten über die menschliche Anatomie waren jedoch nicht immer richtig nachvollziehbar, da er die Sektionen an Schweinen, Affen und Hunden durchführte und die so gewonnene Erkenntnisse auf den Menschen übertrug. Darunter befand sich auch die These, dass die Miktion grundsätzlich über die Bauchmuskulatur ausgelöst wird. Diese irrige These hatte fast 1500 Jahre Bestand (vgl. Arbeitskreis Geschichte der Urologie, 2007).

Im Übergang vom 15. Zum 16. Jahrhundert betrieb Leonardo da Vinci (1452–1519) ausgiebige anatomische Studien, die er zudem akribisch skizzierte. In einer dieser Skizzen beschrieb er detailliert die Harnspeicherung und deren Entleerung. Es kann gesagt werden, dass er mit dieser Arbeit als Urvater urodynamischer Beobachtung in die Geschichte der Urologie einging (vgl. ebd.).

1864 entdeckte Ludwig Julius Budge (1811–1888) in Greifswald erstmals die Existenz autonomer Kontraktionen der Harnblase im Tierversuch. Er ergänzte zusätzlich die Versuche mit neurologischen Experimenten.

Gegen Ende des 19. Jahrhunderts etablierte sich dann das Messen von physiologischen Körperfunktionen, standardisiert in Normwerten. Blutdruck und Temperatur sowie chemische Analysen von Blut und Urin fanden Einzug in die Dokumentationen.

In einer Publikation von 1881 beschrieben die Physiologen Angelo Mosso (1846–1910) und Pellacani erstmals ein Zystometer, mit dessen Hilfe es möglich war, existierende Druckschwankungen in der Blase auf einem Rauchglaszylinderplethysmographen aufzuzeichnen. Dies war definitiv ein wichtiger technischer Durchbruch für die Urodynamik.

Durch den Schweizer Mediziner Paul CH. Dubois (1848–1918), wurde die Messung des intraabdominellen Druckes mittels Rektalsonde in die Urodynamik eingeführt.

Eugen Rehfisch (1892–1937) publizierte die erste vollständig dokumentierte urodynamische Untersuchung »Über den Mechanismus des Harnblasenverschlusses und der Harnblasenentleerung« (1897). Seine Messung beinhaltete schon die simultane Aufzeichnung des Blasendruckes und des Urinflusses. Durch diese Publikation ging Rehfisch als der Pionier der modernen Urodynamik in die Geschichte ein (vgl. Schulz-Lampe et al., 2022).

Geschichtlich lässt sich der Uroflow bis zum Ende des 19. Jahrhunderts zurückverfolgen. Es war Eugen Rehfisch, der Ende des 19. Jahrhunderts die erste Harnstahlmessung durchführte.

Oswald Schwarz, Alexander Brenner und der Schwede H. Grönevall publizierten die volumetrische Messung, also wieviel Milliliter Urin in welcher Zeit im Messbecher waren.

Gravimetrisch war es der Amerikaner Drake, der 1948 Urin sammelte und in einem Messgefäß den Urin gewogen hat. Ab 1980 wurde das Verfahren standardisiert und es kamen verschiedene Methoden zur Uroflowmetrie (vgl. Deutsche Gesellschaft für Urologie, 2007).

Der Begriff »Urodynamik« stammt aus dem Amerikanischen und wurde 1954 von dem Amerikaner David Malvin Davis in einer Publikation verwendet.

Eine deutschsprachige Literatur zum Thema erschien erst 1977, 1981 dann durch Hans Palmtag und Hansjörg Melchior.

Danach war die weitere Entwicklung der urodynamischen Untersuchung und deren Fachexpertise auf den Tagungen und Kongressen nicht mehr aufzuhalten (vgl. Schulz-Lampe et al., 2022).

Auch benötigte Materialien zur Untersuchung entwickeln sich entsprechend dem Untersuchungsbedarf. Mehrlumige Katheter, wie sie heute verwendet werden, sind seit 1960 im Einsatz und ermöglichen, gleichzeitig mehrere Messparameter zu registrieren. Zwischen 1940 und 1980 wurde als Medium für die Zystomanometrie vorwiegend Luft verwendet. Dokumentiert wurden darunter Luftembolien, wenn sie auch nur in seltenen Fällen vorgekommen sind. Aufgrund dessen wurde daraufhin auf Kohlendioxid CO^2 umgestellt. Erst später wurde zur physiologischen Kochsalzlösung übergegangen, wodurch dann auch die Möglichkeit bestand, Röntgenkontrastmittel gezielt zum Einsatz zu bringen.

Bedingt durch die Wirbelsäulenverletzungen im 1. Weltkrieg, gab es eine hohe Mortalitätsrate durch entstehende Harnwegsinfekte. Daraufhin entwickelte sich die Neurourologie, die neuartigen Konzepte in der Folge konzipierte (Sir Ludwig Guttmann, 1899–1980).

Der deutsche Neurochirurg Ludwig Guttmann gilt als Begründer der Paralympics und war ein Förderer des Behindertensports. 1948 organisierte Guttmann parallel zum Start der Olympischen Spiele in London die ersten Stoke Mandeville Games für Behinderte. 1952 beteiligten sich an den Wettkämpfen bereits 130 Sportler aus verschiedenen Ländern. Die neunten Stoke Mandeville Games im Jahr 1960 sind heute als die ersten Paralympics anerkannt, eine Bezeichnung, die allerdings erst später vergeben wurde (vgl. Stiftung Deutsche Sporthilfe, 2024).

In der Folgezeit kam das Harnröhrendruckprofil, 1933 durch D. Denny-Browne und E.G. Robertson (vgl. Denny-Brown & Graeme Robertson, 1933) hinzu. Sowie die simultane Uroflowmetrie bei der Entleerungsphase, eingeführt 1948 durch den Amerikaner W. M. Drake (vgl. Deutsche Gesellschaft für Urologie, 2007). Erst Mitte des 20. Jahrhunderts gab es einen weiteren Sprung in der Entwicklung urodynamischer Prinzipien, als der Amerikaner F. Hinman erstmals mit Hilfe eines Röntgen-Kassetten-Wechslers die radiologische Darstellung der Harnwege unter Messbedingungen einführte. Im Jahr 1961 publizierte der schwedische Arzt G. Enhörning erstmals, im Rahmen von Untersuchungen zur Belastungsinkontinenz bei Frauen, die simultane Aufzeichnung der Druckkurven in Harnblase, Harnröhre und Rektum während der Füllungs- und Entleerungsphase vornahm. Durch die enge Zusammenarbeit der Mediziner Hinman und Enhörning ergaben sich die urodynamischen Prinzipien so, wie sie heute noch angewendet werden.

Im Jahr 1974 wurde das Beckenboden-EMG durch W. E. Bradley in die Urodynamik integriert.

1.2 Gelebte Geschichte

Die medizinische Weiterentwicklung ist selbstverständlich auch immer an Personen gebunden. Es ist mir gelungen, ein Gespräch über die Anfänge der Urodynamik mit dem emeritierten Prof. Dr. med. Dr. h.c. Stefan C. Müller, F.E.B.U. zu führen.

Prof. Müller war in den frühen 1980ern in Mainz als geschäftsführender Oberarzt in der Uniklinik tätig. Er berichtet von der Unverzichtbarkeit der Urodynamik in der Diagnostik.

Pioniere wie Univ.-Prof. Dr. Joachim W. Thüroff, Professor Udo Jonas, Univ.doz. Prim. Dr. Helmut Heidler sowie Prof. Dr. med Klaus Höfner schrieben das erste Standardwerk in Deutschland zur Urodynamik, dass in fortwährenden Neuauflagen durch neue Autoren noch heute Bestand hat und Grundlage für den heutigen Standard ist.

In dem Gespräch stellt Prof. Müller detailliert dar, dass schon immer urologisches Fachpersonal signifikant an der Vorbereitung und Durchführung einer Urodynamik und am diagnostisch-therapeutischen Prozess beteiligt war. Mit einem Lachen im Gesicht berichtet Prof. Müller, wie sich damals der Pfleger nach der Urodynamik an der Diagnose beteiligt hat und es war für ihn eine Selbstverständlichkeit, dass dies erfolgte.

Welch ein Zeichen für Wertschätzung und Bedeutung des pflegerischen Berufes und dies in der aktuellen berufspolitischen Diskussionslage!

Weitere Zeitzeugen und ein Pionier der Urodynamik ist, F. M. Wiest den ich persönlich kennenlernen durfte. Er führte die Technik in Deutschland maßgeblich ein.

Urodynamikgeräte sahen damals noch aus wie große Kleiderschränke. Herr F.M. Wiest war der Mann, der die Geräte selbst in seiner kleinen Firma gefertigt hat und an die Wünsche und Gegebenheiten der Kliniken dann anpasste. Nach seinen Aussagen fing zunächst alles mit Zystoskopien an. Die ersten Geräte waren für den gynäkologischen Bereich entwickelt worden und als Medium wurde Gas verwendet. Sein erstes Urodynamikgerät war im Jahr 1972 im Einsatz. Herr Wiest berichtet im Gespräch zu Beginn von der Zusammenarbeit mit dem emeritierten Prof. Udo Jonas. Dieses war somit der Beginn der Urodynamik in Deutschland.

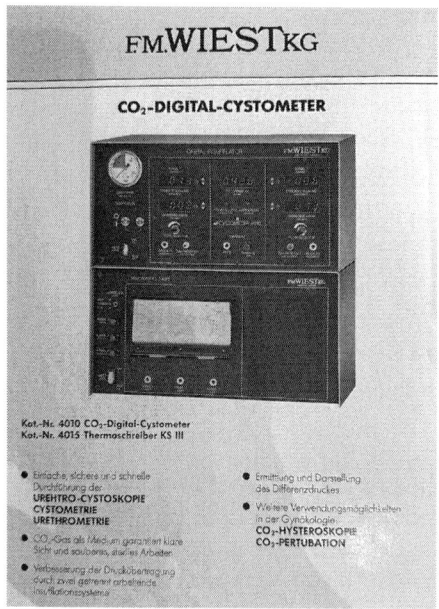

Abb. 1.1: erstes Zystometer (mit freundlicher Genehmigung von F.M. Wiest)

2 Gesetzeskunde – Kompetenz in der Urodynamik

Thomas Engels

Beginnen wir mit einer Definition:

»Pflegekompetenz ist die Fähigkeit und Bereitschaft, in Lern- und Pflegesituationen das gesamte Spektrum an fachlichem Wissen, Können, emotionalen, intuitiven und motivationalen Komponenten einzubringen sowie sich persönlich und beruflich weiterzuentwickeln.« (Laußer, 2023)

Zu dem Zeitpunkt, als ich mit Urodynamikmessungen begann, fehlte mir sicher die entsprechende Kompetenz hierzu. Diese konnte ich erst durch meine Qualifizierung als Urotherapeut, durch die Teilnahme an Workshops, den Besuch von Kongressen und Teilnahme an Weiterbildungen für den ärztlichen Bereich erwerben. Für die Pflege gab es anfänglich keine separaten spezielle Kurse zum Thema Urodynamik, nur eine rudimentäre Einweisung, wenn diese überhaupt erfolgte.

Meine ersten Schritte und Versuche in der Urodynamik sind glücklicherweise gutgegangen, aber nochmal der Hinweis: Unwissenheit schützt nicht vor Strafe und/oder Haftung!

Durch viele Gespräche mit Kollegen weiß ich, dass das Wissen über Urodynamik in den Bereichen Urologie und Gynäkologie von Generation zu Generation insbesondere mündlich weitergegeben wird. Dies gilt nicht nur für die Kollegen im Bereich der Assistenzkräfte, sondern es scheint auch im ärztlichen Bereich so zu sein, denn den Assistenzärzten scheint es ähnlich zu gehen. Teilweise weisen die durchführenden Assistenzkräfte die ärztlichen Kollegen in den Umgang mit einer Urodynamik ein. Eine entsprechende Einarbeitung neuer Kollegen ist aber unverzichtbar. In meinen Gesprächen mit Workshopteilnehmern wiederholen sich immer wieder die Aussagen der Assistenzkräfte zu erlebter Unsicherheit und bestehenden Ängsten gegenüber dem zuständigen Ober- oder Chefarzt.

Viele wissen nichts über dieses Thema der juristischen Folgen sowie der Bedeutung der erforderlichen Kompetenz und trauen sich nicht, dies entsprechend zu äußern.

Es muss der Hinweis erfolgen: Bei Zweifeln über die eigene Kompetenz, bestehen das Recht und die Pflicht, »Nein« zu sagen und die Durchführung der Maßnahme abzulehnen. Dies ist umso wichtiger, da Durchführende die Durchführungsverantwortung haben.

2.1 Verantwortung

Praxisbeispiel

Ein leitender Ober- oder Chefarzt delegiert die Durchführung der Urodynamik an einen unerfahrenen Assistenzarzt und/oder eine unerfahrene Pflegekraft.
Die ausführende Person ist weder mit dem Gerät an sich, noch mit dem Aufbau und der Durchführung der Untersuchung vertraut, kennt weder den Nullabgleich noch die Füllgeschwindigkeit oder die zu empfohlene Infusionstemperatur usw.

Was ist zu tun?
Eigenprüfung: Wenn Sie wissen oder Zweifel haben, diese Untersuchung nicht im Sinne des Patienten und seiner Sicherheit durchführen zu können, dann heißt es »STOP!«
Die Pflege hat das *Remonstrationsrecht* und die *Remonstrationspflicht*!
Wenn es während der Untersuchung zu einem Zwischenfall kommt, dann trifft das Übernahmeverschulden den Durchführenden, weil eine Maßnahme übernommen wurde, die die Person tatsächlich und *wissentlich* nicht durchführen konnte!

Das sehr komplexe Thema der verschiedenen Verantwortungsbereiche wird in der ▶ Abb. 2.1 genauer betrachtet und verdeutlicht nochmals die Bedeutung der Eigenprüfung.

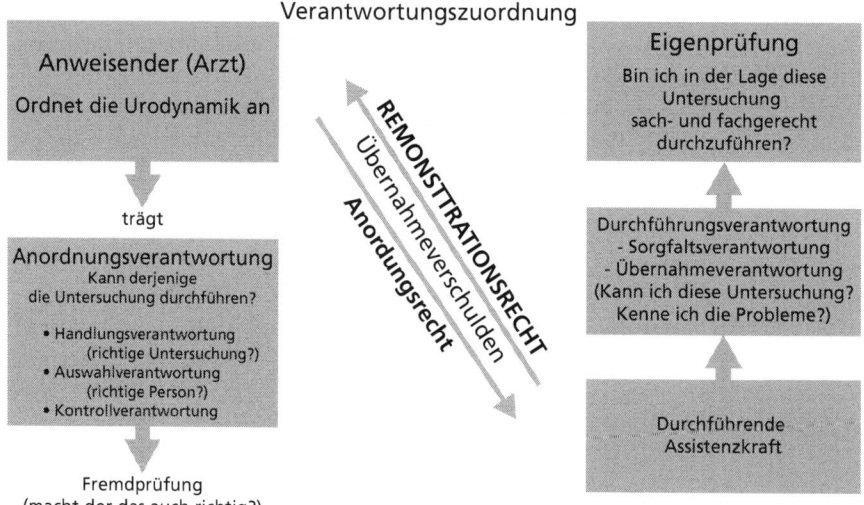

Abb. 2.1: Durchführungsverantwortung (eigene Darstellung basierend auf Rechtsdepesche 2020; § 15, 16 ArbSchG)

Ein Arzt hat selbstverständlich das Anordnungsrecht, die durchführende Person selbst das *Remonstrationsrecht* und die *Remonstrationspflicht*, wenn sie sich nicht in der Lage fühlt, die Untersuchung durchzuführen!

Wird die Anordnung jedoch angenommen, dann hat die durchführende Person die Durchführungsverantwortung und ist zudem bei Schäden persönlich haftbar, ggf. auch zivilrechtlich und strafrechtlich (vgl. Höfert, 2011).

Praxisbeispiel

Hat ein Patient z. B. einen nicht behandelten Harnblaseninfekt, Bakterien im Urin und Nitrit-positiv im Schnelltest, ist der Urin trüb und stark riechend, lehnen Sie die Durchführung ab, sagen sie »Nein!«

> Merke: Der Nachweis von Nitrit im Urin dient als Hinweis für eine bakterielle Besiedelung der Harnwege. Besprechen Sie diese Situation mit dem verantwortlichen Arzt.

Eine weitere, bekannte Situation: Ein Satz, den wir sicher alle oft schon gehört haben, lautet: »Hier machen wir eine schnelle Urodynamik«. Achtung: Es gibt keine schnelle Urodynamik!

Jede Urodynamik ist eine invasive Untersuchung, die nur von qualifizierten, in der Untersuchung kompetenten Fachkräften durchgeführt werden darf!

2.2 Medizinprodukte

Auch bei den verwendeten Materialien müssen Grundregeln eingehalten werden – dürfen Katheter sowie Zubehör von anderen Firmen verwendet werden, welche nicht von dem Urodynamikhersteller zertifiziert wurden? Eine pauschale Antwort kann hier nicht gegeben werden.

Es gibt zwei Regularien, die zwingend beachtet werden sollten:
Zum einen die europäische Medizinprodukteverordnung (MPV (Verordnung [EU] 2017/745)[3]) und zum anderen die Medizinprodukte-Betreiberverordnung (MPBetreibV).

Wie der Name sagt, umfasst die MPBetreibV alles, was den Hersteller betrifft und die MPV alles, was die »Benutzung« betrifft.

In der MPV steht bei Art. 14 Abs. 1. sinngemäß, dass wenn ein Produkt zur Verwendung in Kombination mit anderen Produkten oder Ausrüstung bestimmt

---

3 Verordnung (EU) 2017/745 des Europäischen Parlaments und des Rates vom 5. April 2017 über Medizinprodukte. Zugriff am 21.10.2023 unter https://eur-lex.europa.eu/legal-content/DE/TXT/?uri=CELEX%3A32017R0745.

ist, die Kombination einschließlich der Verbindung sicher sein muss und die vorgesehene Leistung der Produkte nicht beeinträchtigen darf.

Jedoch handelt der Anwender, meist durch Unwissenheit, oft neben der Verordnung und verwendet auch vom Gerätehersteller nicht zertifizierte Produkte.

Da die Hersteller von Urodynamikgeräten immer nur ihre eigenen Produkte validieren, würde es bei Kombinationen von Zubehör verschiedener Hersteller eine Kompatibilitätserklärung benötigen. Da es aber für bestimmte Untersuchungen wie Urethradruck oder Verschlußzystomanometrie oft bessere Produkte gibt, fragen sie einfach beim Hersteller des bei Ihnen eingesetzten Gerätes nach.

3 Urodynamik in Weiterbildung und Hospitation

Martin Broehl

Es ist sicher unstrittig, dass das Wissen um die Vorbereitungen und Begleitung einer urodynamischen Messmethodik nicht Bestandteil grundlegender Qualifikationen in medizinischen oder pflegerischen Ausbildungen ist. Es bleibt also die Frage – auch im Sinne der persönlichen Durchführungsverantwortung, wie sich das notwendige spezialisierte Wissen denn eigentlich angeeignet werden kann. Sicherlich wird in der täglichen Praxis, neben dem Lesen der gängigen Literatur, ein Großteil an Erfahrungswissen im kollegialen Austausch erlangt. Ebenso bieten nationale Kongresse und die dort durchgeführten Workshops einen guten ersten Einblick in die Messmethodik und deren Anforderungen an die Vorbereitung und Begleitung durch Angehörige verschiedener Gesundheitsberufe.

Im Erhebungsbogen für zertifizierte Kontinenz- und Beckenbodenzentren beispielsweise sind die Anforderungen an die erforderliche fachärztliche Qualifikation urologischer Diagnostiker im Sinne einer mindestens zweimaligen Teilnahme an einem praktischen Urodynamik-Kurs des Arbeitskreises *Urologische Funktionsdiagnostik und Urologie der Frau* definiert. Darüber hinaus werden zudem äquivalente Kriterien beschrieben, deren Anerkennung der Zertifizierungskommission obliegt. Für die spezifischen Aufgaben der Pflegefachkraft im Rahmen der Kontinenzförderung/Urotherapie in Kontinenz- und Beckenboden-Zentren beschreibt der Erhebungsbogen – ohne an dieser Stelle auf weitere detaillierte Qualifikationsanforderungen einzugehen – auch die Mitarbeit (Vorbereitung, Begleitung, evtl. Ausführung) bei der medizinischen Diagnostik, z. B. einer Urodynamik (vgl. Deutsche Kontinenz Gesellschaft et al., 2021).

Gewiss nicht abschließend, zeigt die nachfolgende Aufzählung die möglichen Tätigkeiten bei der Durchführung einer Urodynamik durch Angehörige unterschiedlicher Gesundheitsberufe:

- Die Unterstützung bei Basisuntersuchungen (Sichtung auf Vollständigkeit von Fragebögen, Miktionsprotokolle, Durchführung von Urinuntersuchungen)
- Vorbereitung einer Urodynamik: Messplatz, Verbrauchsmaterial, bspw. Anschlüsse, Druckelemente. Messkatheter.
- Die Beteiligung bei der Durchführung durch Harnblasenkatheterisierung, ggf. deren Assistenz, Bestimmung des Restharns, Anschluss der Messkatheter an das Urodynamik-Gerät, Nullabgleich und Vitalzeichenkontrolle.
- Das Erkennen und ggf. Beheben von möglichen Fehlern bei der Durchführung urodynamischer Messmethoden, beispielsweise durch Druckelemente, Pumpenschlauch, Messkatheter, Rollerpumpe, Eichung, Füllgeschwindigkeit, Artefakte

- Das Nachbereiten einer Urodynamik und Umgang mit Verbrauchsmaterialien, Dokumentation und hygienische Aufbereitung wie Desinfektion des Gerätes oder Wischdesinfektion der Patientenliege oder des Patientenstuhls.

Auch hier stellt sich die Frage, inwieweit das notwendige Wissen und die formelle Qualifikation erlangt werden kann. Oftmals sind bestehende Angebote eher auf die ärztliche Diagnostik und Messkurveninterpretation zur Therapiestellung ausgelegt. Ob diese Maßnahmen das – im Rahmen einer ärztlichen Delegation – notwendige Wissen und die Grundlagen für weitere Gesundheitsberufe vermitteln, muss im Einzelfall geprüft werden.

Sicherlich braucht es aber auch hier spezialisierte Schulungsangebote zur Vermittlung theoretischer Grundlagen einer urodynamischen Untersuchung, wie idealerweise die Vertiefung anatomischer, (patho-)physiologischer und pharmakologischer Grundlagen. Das Erlernen physikalischer Ursprünge und technischer Voraussetzungen zur Urodynamik, sowie die Indikationen für die verschiedenen Formen und deren Messparameter. Auch die Tätigkeiten in der Vorbereitung, Begleitung und Nachbereitung der Messung gehören dazu. Ebenso das Sammeln von praktischen Erfahrungen mit den Geräten und Messverfahren für den Anwender, sowie die Erläuterung von Messparametern und deren ärztliche Interpretation von physiologischen und pathologischen Befunden für die weitere Therapieentscheidung.

Mit Videotutorials (vgl. Urodynamik Online, 2015) steht den Interessierten schon seit 2015 ein kostenfreies Angebot zur Verfügung, um das komplexe Thema in ersten erklärenden Videos vermittelt zu bekommen. In Ergänzung zur aktuellen Literatur zum Thema Urodynamik, ist dies sicherlich ein barrierefreier Einstieg, um Wissen zu erlangen. Der YouTube-Kanal UROQ richtet sich mit seinem Video »Urodynamik – Was man wissen sollte« (UROQ, 2022) grundsätzlich eher an die Patientengruppe, die sich über das Thema informieren möchte und wurde von der gemeinnützigen Fördergemeinschaft für das Querschnittgelähmtenzentrum (UROQ, 2022) initiiert.

Ein in dieser Ausprägung innovatives Schulungskonzept für Gesundheitsberufe ist das Angebot der Fortbildungsreihe zur Urodynamik durch WissWerk. Diese Fortbildungsreihe richtet sich an Pflegepersonal und medizinische Assistenzberufe und vermittelt über das Zusammenspiel verschiedenster interaktiver Lernmethoden Grundlagen zur urodynamischen Untersuchung.

Voraussetzung für diese Qualifikation ist eine Ausbildung als staatlich anerkannter Gesundheits- und (Kinder-)Krankenpfleger oder staatlich anerkannter Altenpfleger oder Medizinischer Fachangestellter und die praktische Durchführungskompetenz des Intermittierenden Katheterismus, beispielsweise durch Nachweis einer speziellen Fortbildung im Bereich der Harn-(In-)Kontinenz-Versorgung.

Der modulartige Aufbau der Schulung umfasst E-Learning Einheiten von circa fünf Zeitstunden. Diese dienen zunächst der Grundlagenvermittlung und geben einen Überblick über die (Neuro-)Anatomie, (Neuro-)Physiologie und Pharmakologie des Harntraktes, sowie über gängige Anamneseverfahren und Basisuntersuchungen, die Geschichte der Urodynamik und urodynamische Messmethoden und

-parameter. In einem zweitägigen Präsenzseminar werden den Teilnehmenden darüber hinaus die Vorbereitung und Durchführung urodynamischer Untersuchungen und der praktische Umgang mit urodynamischen Messgeräten präsentiert. Mögliche Fehler und Komplikationen bei der Durchführung urodynamischer Messmethoden werden ebenso beschrieben wie die ärztliche Interpretation urodynamischer Messparameter. Eine nachzuweisende Hospitation bietet zum Abschluss einen direkten Praxisbezug, um das erlernte Wissen unter fachlicher Aufsicht anwenden zu können.

Idealerweise verfügt eine Hospitationsstätte dabei über Fachärzte und medizinisches Personal, die spezialisiert sind und Erfahrung mit der Durchführung einer Urodynamik haben. Sie haben dabei das nötige Fachwissen und die Fähigkeiten, um die Hospitanten zu unterrichten. Dies ermöglicht es den Hospitanten, Fragen zu stellen, Unsicherheiten zu klären und ihre praktischen Fähigkeiten unter Aufsicht zu entwickeln. Die Hospitation bietet zudem die Möglichkeit, neue Fähigkeiten und Kenntnisse zu erwerben und zu erproben. Dafür muss aber ein strukturiertes Programm vorliegen, welches die zu erlernenden Aufgaben und Ziele definiert. Die Klinik stellt sicher, dass die Privatsphäre und Vertraulichkeit der Patienten gewahrt wird. Hospitanten werden daher auch über den verantwortungsvollen Umgang mit Patientendaten informiert. Die Hospitationsstätte soll dabei über die erforderliche technische Ausstattung und über eine ausreichende Anzahl von Patienten mit urologischen Erkrankungen verfügen, bei denen Urodynamik-Untersuchungen erforderlich sind. Erst dies ermöglicht es den Hospitanten, verschiedene Fälle zu beobachten und entsprechend zu lernen und Praxiswissen zu erwerben.

Es bleibt festzuhalten, dass im Falle von videourodynamischen Messungen eine Qualifizierung laut Strahlenschutzverordnung notwendig sein kann. Ein Nachweis über eine anerkannte Strahlenschutzschulung mit Befähigungsnachweis (Röntgenschein) muss hierzu dann vorhanden sein. Grundsätzlich haben auch ausgebildete Pflegekräfte und medizinische Fachangestellte die Möglichkeit zur Teilnahme an dieser Zusatzausbildung, die in Deutschland von verschiedensten Institutionen mit einem Umfang von 90 Unterrichtsstunden (à 45 Minuten) angeboten werden.

> Seit März 2025 besteht die Möglichkeit über die Internetseite https://urodynamik-hospitation.de/ eine Hospitation und Schulungsmöglichkeit zur Urodynamik zu finden.
> Dies ist eine sinnvolle Initiative der Firma FARCO-PHARMA GmbH.

4 Urodynamik und kultursensible Pflege

Thomas Engels

Ein wichtiger Punkt in der Urodynamik sollte auch die Berücksichtigung kultureller Aspekte sein, insbesondere da der Anteil von Menschen mit Migrationshintergrund in Deutschland steigt und die Behandelnden somit mit Patienten unterschiedlicher Kulturen konfrontiert werden.

Kultursensible Pflege stellt dann sicher, dass individuelle Bedürfnisse, Werte und Überzeugungen der Patienten angemessen berücksichtigt werden (vgl. PPM PRO PflegeManagement, o. J.).

Machen wir uns bewusst: Für die urodynamische Messung muss sich der Patient entkleiden. Dies hat bei Menschen mit Migrationshintergrund, die einer anderen kulturellen Sozialisation unterworfen war, unter Umständen Auswirkungen auf das Erleben und Mitwirken bei der Untersuchung. Grundsätzlich sind Themen wie persönliche Grenzen, Zurückhaltung sowie Scham auch kulturell geprägt.

Laut Mikrozensus (»kleine Volkszählung«) im Jahr 2021 hatten 22,3 Millionen in Deutschland lebende Menschen einen Migrationshintergrund. Dies entspricht dem Wert von 27,3 % der Bevölkerung in deutschen Privathaushalten. Nach der Definition des Statistischen Bundesamtes bedeutet der Begriff »Migrationshintergrund«, dass die Menschen selbst oder mindestens ein Elternteil von ihnen die deutsche Staatsangehörigkeit nicht durch Geburt besitzen (vgl. Bundesamt für Migration und Flüchtlinge, 2021).

Einer der wichtigsten Aspekte in der kultursensiblen Pflege ist die Möglichkeit zur Kommunikation. Die Sprache ist eine Brücke oder eben auch eine Barriere, gerade wenn der Patient die Sprache nicht versteht oder wenn wir den Patienten nicht verstehen. Im Vorfeld ist es daher wichtig, Dolmetscherdienste zu organisieren oder ersatzweise zumindest eine Übersetzersoftware zu nutzen. Es sollte gewährleistet sein, dass der Patient seine Probleme und Bedenken klar mitteilen kann. Es ist unabdingbar, um in seinem Sinne bestmögliche Ergebnisse zu erreichen und einen zielführenden Behandlungsplan, konservativ und medikamentös aufzustellen.

Kulturelle Überzeugungen und Praktiken in Bezug auf Gesundheit und Krankheit müssen hierbei ebenso berücksichtigt werden.

Aufgrund der Herkunft könnten spezifische Vorstellungen über den Körper, die Harnblase, sowie die Ausscheidung von Urin und Stuhl vorliegen. Dies gilt es unbedingt zu klären und zu bedenken, um eventuell überhaupt eine urodynamische oder überhaupt urologische Untersuchung durchführen zu dürfen.

Eine offene und respektvolle Kommunikation ist dabei hilfreich, um die bestehenden kulturellen Unterschiede zu verstehen und Lösungen zu finden.

Als Beispiel zu nennen ist die Terminplanung – auch ein Punkt, der gut kommuniziert werden muss, da die Einhaltung von Terminen für die Abläufe in unserem Gesundheitssystem notwendig ist.

Die Privatsphäre und die Wahrung der kulturellen Normen während der Untersuchung sind unabdingbar. Wenn wir die Intimsphäre wie bei jedem Patienten schützen und nur das unbedingt benötigte Personal vor Ort ist, erhöht dies die Patientenzufriedenheit und das nicht nur bei Patienten mit Migrationshintergrund. Alle Schritte der Untersuchung müssen auch hier immer im Vorfeld erklärt werden, wenn nötig mit Dolmetscherdiensten. Die übliche bestehende Einbindung von Familienangehörigen kann unter Umständen eine schambesetzte Situation schaffen. Dies ist unbedingt zu berücksichtigen.

Durch diese ganzheitliche Herangehensweise können wir bessere Ergebnisse in Diagnostik und Therapie erreichen.

Es ist wichtig, dass sich Fachkräfte der Bedeutung kultursensibler Pflege bewusst sind. Es ist unsere Aufgabe, uns kontinuierlich weiterzubilden, neugierig zu bleiben und so eine qualifizierte, patientenzentrierte Versorgung zu gewährleisten.

Nicht immer ist alles umsetzbar, oft trifft Unerwartetes ein. Mit unserer Empathie und Professionalität können wir Hindernisse überwinden und erreichen auch unser Ziel, wenn wir Urodynamik bei Menschen mit Migrationshintergrund kultursensibel durchführen.[4]

---

[4] Weiterführende Informationen: Verein zur Förderung Kultursensibler Pflege e. V. Zugriff am 21.10.2023 unter http://kultursensibel.com/index.php?id=84.

5 Urodynamik und Inklusion

Thomas Engels

Die Versorgung von Menschen mit geistiger Beeinträchtigung ist in Deutschland trotz der Ratifizierung der UN-Behindertenrechtskonvention vor 10 Jahren leider immer noch mangelhaft, obwohl diese bindend ist. In der Behindertenrechtskonvention heißt es:

> »Jeder Mensch mit Behinderung muss die Medizin und Hilfe für die Gesundheit bekommen, die er braucht. […] Es muss besondere Hilfen und Medizin für Menschen mit Behinderung geben. […] Alle Ärzte, Pfleger und Therapeuten sollen Menschen mit Behinderung gut helfen.« (vgl. Beauftragter der Bundesregierung für die Belange von Menschen mit Behinderungen, 2018)

Im Gesundheitswesen sollte es immer unser Ziel sein, Inklusion zu leben und allen Menschen, unabhängig von ihren Fähigkeiten oder Einschränkungen, Zugang zu qualitativ hochwertiger Gesundheitsversorgung zu ermöglichen. In der Praxis bedeutet dies, dass Kliniken und Praxen sicherstellen müssen, dass die Einrichtungen, Geräte und Verfahren für Menschen mit den unterschiedlichsten Behinderungen und Einschränkungen barrierefrei zugänglich sind.

Nehmen wir z. B. Rollstuhlfahrer: Für die durchzuführende Urodynamik sollte ein angemessen großer Raum vorhanden sein, der Zugang zur Klinik und den Untersuchungsräumen muss beispielsweise durch Rampen und Aufzüge erreichbar und Möglichkeiten zum Patiententransfer müssen gegeben sein.

Patienten mit Seh- oder Hörbeeinträchtigung benötigen eine entsprechend ihrer Fähigkeiten ausgestaltete Kommunikation auch unter Einbezug z. B. von Gebärdensprache durch Angehörige, visuelle oder akustische Unterstützung, tastbare Beschriftungen und Hinweisschilder oder Bodenmarkierungen. Die jeweilige Einschränkung bedeutet, dass man sich individuell auf den Patienten einlassen muss.

Die Patienten müssen sich für eine erfolgreiche Untersuchung von Anfang an sicher fühlen. Bei Patienten mit geistiger Behinderung bedarf es daher eines hohen Maßes an Empathie und sicherlich auch einer kreativen Herangehensweise für besondere Menschen. Es ist eine Herausforderung für alle Beteiligten, den Behandlungsprozess erfolgreich miteinander zu gestalten.

Auch hier sind Weiterbildungen wie immer eine wesentliche und wichtige Voraussetzung für eine gute und entspannte Urodynamik.

6 Entwicklung der Urodynamikgeräte und deren Zubehör

Thomas Engels

Der Markt für Urodynamikgeräte war vor einigen Jahren bis ungefähr ins Jahr 2016, noch verteilt auf mehrere Firmen. MMS®, Andromeda® und Medtronic® (Dantec®) waren als eigenständige Unternehmen auf dem Markt zu finden.

Diese wurden sukzessive alle von Laborie®, eine amerikanisch geführte Firma, aufgekauft und zusammengefasst unter dem Logo Laborie®.

Geblieben sind heute zwei große Firmen – Laborie® und TIC® –, die auf dem deutschen Markt führend sind. Ebenso gibt es noch die Firma CREO®, früher Albyn Medical® und davor Wiest Uropower®.

Es gibt zudem noch zwei kleinere Firmen, die Hardware für Urodynamik anbieten, eine aus Tschechien, Medconsult® und MEDICA® aus Italien, beide haben derzeit eher geringe Marktanteile auf dem deutschen Markt.

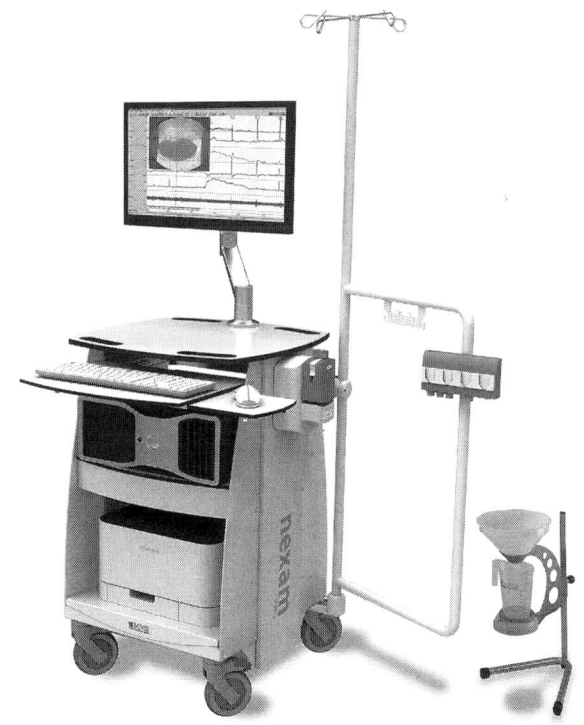

Abb. 6.1: Nexam-Pro-2-Shadow-1500 (Laborie, mit freundlicher Genehmigung)

6 Entwicklung der Urodynamikgeräte und deren Zubehör

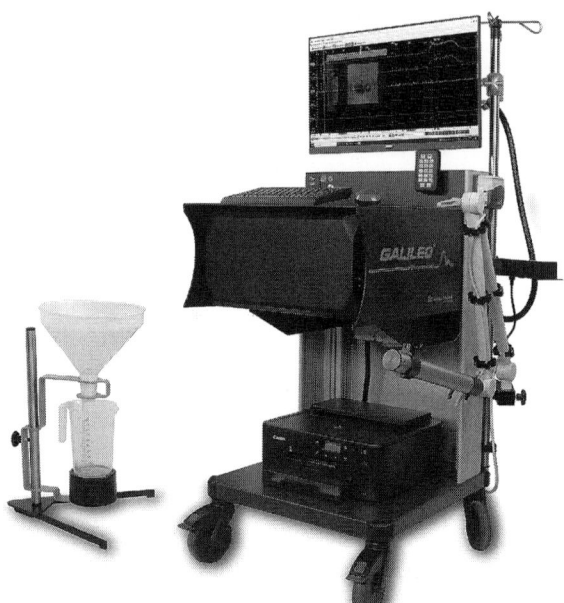

Abb. 6.2: Galileo (tic Medizintechnik GmbH, mit freundlicher Genehmigung)

Alle Anbieter bieten Geräte, die dem neuesten Stand der Technik entsprechen und verfügen über zusätzliche Komponenten, je nachdem, was der Anwender benötigt. In den Standardfunktionen, die nachfolgend noch aufgeführt werden, sind jedoch alle Geräte gleich.

Die Standardfunktionen sind:

- Druckflussmessung
- Zystomanometrie
- Urethradruckprofil
- Kombinationsprogramm
    - Zystometrie und Profilmessung in einer Messung. Zysto-UDP Programm (bei TIC)
- Uroflowmetrie
- EMG-Ableitung.

Funktional mit allen gängigen Messverfahren: Wasser-Zystometrie, T-Dock® (Luft) und Microtip®. Alle Geräte sind zudem fahrbar. Alle Uroflowmeter sind wasserdicht, sie lassen sich gut reinigen und desinfizieren.

Folgende Extras müssen allerdings teilweise gesondert bezahlt werden:
Gewünschte Schnittstellen für gängige Röntgenanlagen und die Software in den Kliniken – Standardmäßig lassen sich bei allen Geräten Befunde ausdrucken oder als PDF sichern.

6.1 Das Waage-Prinzip – Uroflow

Bei der Uroflowmetrie gibt es Unterschiede in der Hardware. Einige Geräte funktionieren kabellos, andere mit Kabel. Alle arbeiten mit dem »Waage-Prinzip«. Es wird das Gewicht des Urins in der Zeit, in der dieser fließt, gemessen. Es handelt sich um eine hochsensible Waage! Auch hier gibt es Unterschiede in der Ausführung, die je nach Arbeitsplatz und Rahmenbedingungen signifikant sein können, z. B. die Höhenverstellbarkeit. Der Uroflow, sollte möglichst flexibel einsetzbar sein, daher ist eine kabellose Lösung oft sinnvoll und zu bevorzugen. Damit steht dann immer ein zweites Flowmeter bereit, das flexibel einsetzbar ist. Hier hat Laborie® aktuell die bessere Lösung, mit wenigen Handgriffen kann die Waage auch ohne das Gestell genutzt werden, was beim Einsatz mit verschiedenen Röntgenanlagen vorteilhaft ist.

6.2 Bestandteile eines Messgeräts

Benutzung von Kontrastmittel: Kontrastmittel hat eine höhere Viskosität als Urin. Bei modernen Urodynamikgeräten kann dies im Vorfeld ausgewählt werden und in der Messung entsprechend berücksichtigt werden.

Zu einem Urodynamikgerät gehören (zum Teil optional):

- Rückzugsvorrichtung zum Urethradruckprofil: Diese ist nicht grundsätzlich vorhanden, jedoch wenn diese vorhanden ist, in der Ausführung unterschiedlich. Die Rückzugsvorrichtung für ein Urethradruckprofil sollte:
  - an einen separaten Infusionsständer montierbar sein oder so angebracht werden können, dass ohne große Irritationen der Arm korrekt ausgerichtet werden kann.
  - nach jeder Benutzung einfach abnehmbar und desinfizierbar sein.
  - die Möglichkeit bieten, den Katheter erneut berührungsarm mit der Rückzugsvorrichtung einzulegen, um eine mögliche Wiederholung des Profils zu gewährleisten
- Infusionspumpe: Diese ist ebenfalls bei allen Geräten vorhanden, allerdings gibt es hier signifikante Unterschiede in den Ausführungen.

Zur Erklärung: Das »Waage-Prinzip« bei der Infusionspumpe, bedeutet, dass die zu infundierende Infusion unter die Pumpe an eine integrierte Waage gehängt und die zu infundierende Flüssigkeit und Geschwindigkeit anhand des Infusionsgewichtes gemessen wird. Es ist genauer und wartungsarm. Bei einer 10-Rollen-Pumpe entsteht durch das mehr an Rollen ein gleichmäßiger Fluss und die Pumpe läuft sehr ruhig. In der Messung bei Kindern und bei sensibler Neurologie ist dies unter anderem wichtig.

Eine Infusionspumpe mit Waage erkennt auch, wenn eine Infusion leer ist und stoppt dann die Füllung. Eine Infusionspumpe ohne Waage muss dagegen unbedingt regelmäßig professionell gewartet und geeicht werden, da es hier nach einiger Zeit zu Abweichungen in der Füllmenge kommt.

Die Infusionspumpe ist ein wichtiger Faktor und sollte möglichst wartungs- und störungsarm sein. Laborie® ist meines Wissens der einzige Hersteller, der bei seinem neuen Gerät eine Pumpe mit zehn integrierten Rollen standardmäßig verbaut hat, bei anderen Herstellern sind es weniger Rollen. Bei tic wird eine entsprechende 10-Rollen-Pumpe optional angeboten, alternativ ein Verbindungsschlauch mit einem Reservoir, welches die Artefakte herausfiltert. Dieser Verbindungsschlauch nennt sich »Safeguard« von der Firma Mediplus. Laborie® steuert die Flüssigkeitszufuhr über eine Infusionswaage, andere Hersteller anhand der Rotation und Geschwindigkeit der Pumpe.

Weitere Unterschiede in der Ausführung liegen im Detail. Alle Geräte können zu einem gewissen Teil auf die Bedürfnisse der Anwender konfiguriert werden.

- Die System-Software ist bei allen Geräten auf Windows® aufgesetzt. Eine intuitive Bedienbarkeit und Anpassung an die Wünsche des Anwenders sind selbstverständlich (Schriftgröße, Farbe der Kurven usw.). Es sollten vonseiten des Herstellers regelmäßige Updates angeboten und durchgeführt werden. Ein in der Software integriertes Biofeedback-Programm kann sinnvoll sein, um dem Patienten seinen Beckenboden direkt sichtbar zu machen oder in der Arbeit mit Kindern, bspw. bei Detrusor Sphinkter Dyskoordination (DSD)[5].
- Gerade für die Kinderurologie bietet die tic Medizintechnik GmbH optional kindgerechte Flow- und EMG-initiierte Animationen an. Mit Hilfe dieser grafischen Biofeedback-basierten Animationen wird die Diagnostik bei Blasenentleerungsstörungen von Kindern wesentlich erleichtert.

Zum Schluss noch einen Blick auf den wichtigen Service: Für Anwender ist ein persönlicher, zeitnaher Service immer wichtig. Ebenso bedeutsam ist eine schnelle Ersatzteilbeschaffung. Es gibt Anbieter, die im ersten Schritt nur Fernwartung anbieten, was voraussetzt, dass Nutzer technikaffin sind, selbst Hand anlegen können oder hausinterne Techniker entsprechend eingearbeitet sind.

Natürlich gibt es noch weitere entscheidende Aspekte, die ein gutes Urodynamikgerät ausmachen. Die Kosten eines Gerätes variieren stark und sind abhängig von vielen wirtschaftlichen Aspekten. In der Praxis haben sich die zunächst probeweise Nutzung der gewünschten Geräte und die Einholung von Kostenvoranschlägen bewährt. Der durchführenden Pflegekraft kann empfohlen werden, in anderen Kliniken zu hospitieren, um Geräte im Einsatz kennenzulernen. Den Anbieter sollte man hierzu nach Referenzadressen fragen.

---

5 Dies ist ein Fehlverhalten des Beckenbodens bei der Miktion, denn er kontrahiert sich während der Miktion anstatt zu entspannen.

Der Autor empfiehlt, mit allen Geräten einmal testweise zu arbeiten und diese an den oben genannten Kriterien zu messen.

Derzeitige Hersteller (ohne Anspruch auf Vollständigkeit):

- tic Medizintechnik
- Laborie Germany Holdings GmbH.
- CREO MEDICAL mit der Messstation HERMES
- MEDKONSULT mit UROMIC Symphony

6.3 Das Zubehör

Zum Zubehör zählen

- intravesikale Katheter
- Luftkatheter (T-Dock®)
- Rektalkatheter
- Pumpenschläuche
- EMG-Elektroden
- Druckelemente

6.3.1 Intravesikaler Katheter

Beim intravesikalen Katheter (P_{ves}) entscheidet sich der Anwender, ob er mit Wasser, »Luft« (T-Dock®) oder digital arbeiten möchte.

> Die Verwendung »Wasser« sollte der Standard sein, da es hier die meisten Vergleichsmessungen und Studien gibt und diese damit die meisten nachvollziehbaren Werte liefern.

Luft

In den vergangenen Jahren haben sich noch »T-Doc®Air Charged™« Katheter auf dem Markt etabliert. Nach dem Fachbuch des Arbeitskreises »Urologische Funktionsdiagnostik und Urologie der Frau« (Schultz-Lampel et al., 2022) ist die Studienlage zu diesen Kathetern aber eher wenig aussagekräftig. Die Messwerte weichen bis zu 10 cmH_2O gegenüber den Perfusionskathetern ab (vgl. ebd. S. 206 ff.), was zu Fehlinterpretationen in der Diagnose führen kann. Das Prinzip ist einfach, denn externe Druckabnehmer werden nicht mehr benötigt. Der Druck wird über ein Luftpolster an der Katheterspitze aufgenommen, welches nach erfolgtem Nullabgleich zur Atmosphäre, mit einer definierten Menge Luft gefüllt wird. Aus der Erfahrung erfolgt der Hinweis, eine Differenz kommt alleine schon dadurch zustande, da sich Luft in warmer Umgebung (Urin in der Blase) ausdehnt.

Ein positiver Aspekt: Artefakte werden durch den Ballon abgefedert und sind nicht mehr sichtbar.

Die T-Doc®Air Charged™ Katheter haben sicher ihre Berechtigung für orientierende Messungen beim Erwachsenen, sind aber nicht vergleichbar mit anderen Messungen.

Achtung: Kinder dürfen hiermit nicht gemessen werden. Es gibt den T-Doc®Air Charged™ nur in einer Größe.

Beim T-Dock® Katheter hat der Autor die Erfahrung gemacht, dass kaum eine Messung wiederholbare Werte liefert. Nach einem einmal erfolgtem Nullabgleich kann dieser mit T-Dock® nicht wiederholt werden. Das Luftpolster im Katheter dehnt sich im Messverlauf zudem schnell in der warmen Flüssigkeit aus und bringt dadurch veränderte Werte. Der Vorteil ist aber, dass an den Druckelementen gespart wird. Eine Messung sollte immer dahin gehend deklariert sein, dass mit einem T-Dock® gemessen wurde, um Fehlinterpretationen der Messwerte zu verhindern. Innerhalb der eigenen Klinik bleiben die Messungen aber vergleichbar. Hinweis: Der Anwender muss hier im Umgang mit den Kathetern gut geschult sein.

Wasser

Der Wasserkatheter hingegen ist in verschiedenen Charrière (CH)[6] erhältlich, beginnend mit sechs Charrière. Leider sind einige Nischenprodukte dem neuen Medizinprodukteverordnung (2017/745/EU) (MDR) zum »Opfer« gefallen und damit nicht mehr erhältlich.

Wasserperfundierte Katheter sind der Standard in der Urodynamik, ebenso externe Druckabnehmer. Hierauf ist der Standard der International Continence Society (ICS)[7] ausgerichtet. Der Urodynamik-Standard (vgl. Schultz-Lampel, 2022) bezieht sich in den definierten Werten immer auf wasserperfundierte Katheter.

Trotzdem haben andere Systeme auch ihre Berechtigung. Jedoch muss im jeweiligen Setting stets mit dem gleichen System gemessen und dies entsprechend in der Messkurve beschrieben werden. Die Beschreibung des genutzten Systems macht Messwerte innerhalb des Settings so wiederum vergleichbar.

Ein **Perfusionsmesskatheter** besteht aus zwei bis drei Lumen in einem Durchmesser von sechs bis neun Charrière. Diese können bei allen diagnostischen Fragestellungen eingesetzt werden. Die Anforderungen an das Material sind:

---

6 CH Charrier entspricht 0,3 mm
7 Internationale Kontinenz Gesellschaft. GUP (Arbeitsgruppe zur Überprüfung der guten Urodynamischen Praxis) Zugriff am 02.08.2023 unter https://www.ics.org/committees/gupreviewwg.

- nicht zu hart, um Verletzungen zu vermeiden
- möglichst mit Graduierung in cm Schritten
- frei von Allergenen

Als positiv hat sich erwiesen, wenn das Messauge zur Urethradruckmessung innerhalb zweier leicht erhabener Ringe eingebettet ist. Dies führte zu besseren Messergebnissen und weniger Artefakten. Die Messaugen sollten abgerundet (gelasert, nicht gestanzt) sein, um Schleimhautverletzungen zu vermeiden.

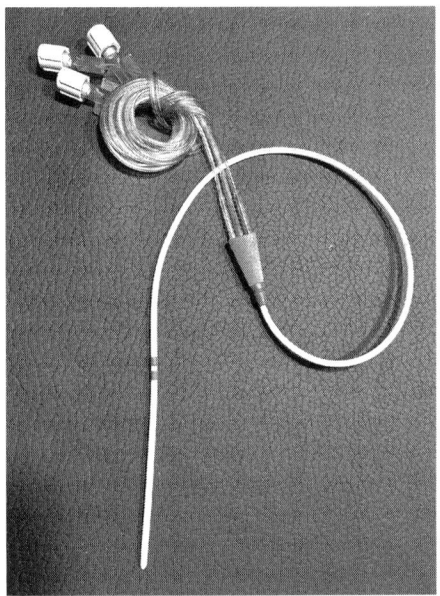

Abb. 6.3: Katheter mit Abstandsringen (eigene Aufnahme)

Eine **Tiemannspitze** kann zudem sinnvoll sein, um aufgrund der Länge der Harnröhre und der anatomischen Verhältnisse die Einlage bei Männern zu erleichtern. Beim Betrachten des Innen-Lumens eines Messkatheters wird deutlich, warum die Füllgeschwindigkeit genau definiert ist:
Körpergewicht geteilt durch vier ergibt ml pro Minute (vgl. Schultz-Lampel, 2022).

Achtung: Eine hohe Füllgeschwindigkeit ist nur bei gewollten Provokationstests indiziert!

Ein **Pigtail-Katheter** bietet einen Vorteil, denn er ist an einem Mandrain aufgespannt und bietet damit eine leicht gebogene Tiemannspitze. Seine »Augen« liegen im Innenkreis des Katheters, so dass diese nicht durch Blasenschleimhaut »verstopft« werden können. Ein Urethradruck-Profil ist mit diesem Katheter allerdings nicht möglich.

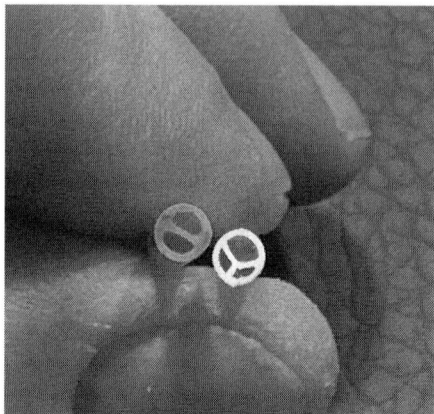

Abb. 6.4: Querschnitt eines Katheter

Digital

Die digitale Variante, Microtip, ist für die Standard-Urodynamik jedoch eher ungeeignet. Die Kosten liegen derzeit pro Katheter im mittleren vierstelligen Bereich, der Katheter ist zudem empfindlich und reparaturanfällig. Microtip-Katheter müssen zwingend gassterilisierbar und zuvor in Endoskopie-Spülmaschinen gereinigt worden sein. Die Industrie arbeitet an digitalen Einmalprodukten. Der Abgleich zur Atmosphäre geschieht hier außerhalb des Körpers, auf Höhe der oberen Symphyse, unter sterilen Bedingungen vor der Einlage. Es gibt eine hohe Anfälligkeit für Artefakte aufgrund der hohen Sensibilität.

Der einlumige Suprapubische Nelatonkatheter

Bei einem Patienten mit einem suprapubischen Katheter kann eine orientierende Messung über das eine Lumen des liegenden Katheters gemessen werden (Hilfsmittel: Stufenkegel mit männlichem Ansatz und Dreiwegehahn), alternativ wird natürlich je nach Fragestellung und Möglichkeit beim Patienten ein Messkatheter transurethral eingelegt. Der suprapubische Katheter sollte vor einer Messung immer gewechselt werden. Die Messung über ein Lumen sieht natürlich anders aus als die Standard Urodynamik. (▶ Kap. 12 Besonderheiten bei urodynamischen Messungen)

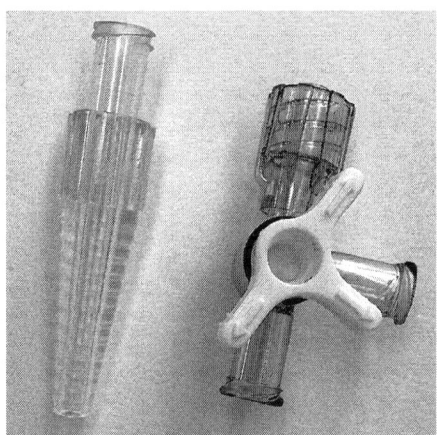

Abb. 6.5: Stufenkegel Drei-Wege-Hahn

6.3.2 Rektalkatheter

Rektalkatheter sind in zwei Versionen auf dem Markt: als geschlossenes oder als offenes System. Einige Modelle können geblockt werden, andere müssen mit Pflaster fixiert werden. In der Praxis erweisen sich offene Systeme oftmals als handhabbarer, denn eine umständliche händische Einstellung entfällt und nach erfolgtem Nullabgleich ist das Ergebnis sofort korrekt vorhanden. Ein Hersteller sollte beide Versionen der Katheter im Portfolio haben.

Bei einem offenen System entstehen Messfehler bei vorliegender Sphinkterinsuffizienz und zu häufigem Durchspülen mit Kochsalzlösung. Dies kann zu einer spontanen Entleerung der Rektumampulle führen.

Ein geschlossener Rektalmesskatheter wird in der Literatur als Standard bezeichnet, benötigt aber mehrere Handgriffe zum Abgleichen und hat oft durch falsche Anwendung eine vielfach höhere Fehleranfälligkeit.

Der Rektalkatheter sollte nach Möglichkeit extra zu blocken sein, um ein Verrutschen oder Herauspressen aus dem Rektum zu verhindern. Alternativ gibt es Katheter mit geringerem Durchmesser und diese sollten dann gut mit einem Pflaster am Körper des Patienten fixiert werden.

Auch beim Rektalkatheter unterscheiden wir zwischen den drei Funktionsweisen: Wasser perfundierend, digital und T-Doc ®Air Charged ™.

Der Standard ist auch hier der Wasserperfusionskatheter, sowohl bei einem offenen oder geschlossenen System. Die Katheter sind in den Größen unterschiedlich bis hin zum blockbaren offenen System.

Der Umgang mit Rektalkathetern

Das offene System hat einen Ballon, der das Messauge vor Stuhlgang schützt, dieser ist perforiert, um den Druck intraabdominal weiterzugeben. Nach Einlage muss dieser Katheter einmal mit Flüssigkeit gespült werden, es werden dann nach Abgleich zur Atmosphäre direkt die korrekten Werte P_{abd} ohne weitere Manipulation angezeigt.

Das geschlossene System wird angespült, wenn dieser am Druckelement angeschlossen wurde. Mit einer extra Spritze Kochsalzlösung wird der Ballon über einen separaten Kanal noch einmal entlüftet und leicht gefüllt, um Druck über das damit entstehende Polster weiterzugeben. Dann erfolgt der Nullabgleich zur Atmosphäre. Ist der Ballon zu prall oder zu wenig gefüllt, kommt es zu Fehlmessungen bei zu hohem oder zu niedrigen abdominellen Druck.

Bei Patienten mit einer Rektumamputation und Stoma kann das offene System problemlos im Stoma oder Rektalstumpf angewendet werden, ebenso bei Frauen im hinteren Scheidenbereich. Die Messwerte sind gleichwertig zum Rektum.

 Achtung: Wenn die Flüssigkeit rektal nicht gehalten werden kann und sich überhaupt kein abdomineller Druck aufbaut, empfiehlt es sich in seltenen Fällen, einen geschlossenen Rektalkatheter zu nutzen.

Der T-Doc Air Charged® Rektalkatheter wird nach erfolgtem Nullabgleich zur Atmosphäre mit Luft gefüllt und die Abweichungen sind rektal genauso signifikant wie in der Blase.

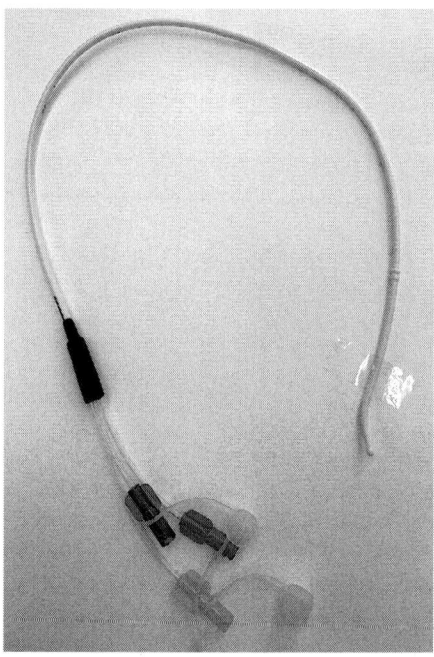

Abb. 6.6: Wasserperfusionskatheter dreilumig (eigene Aufnahme)

6.3 Das Zubehör

Aufgrund langjähriger Erfahrung im Bereich Urodynamik sind mir alle hier aufgeführten Katheter vertraut. Bei der Auswahl der Systeme müssen stets die Produkte gewählt werden, die für den Patienten und die Messgenauigkeit geeignet sind. Wirtschaftliche Aspekte sollten aus diesem Grund zurück gestellt und die Möglichkeit genutzt werden, verschiedene Produkte von verschiedenen Firmen individuell einsetzen zu können.

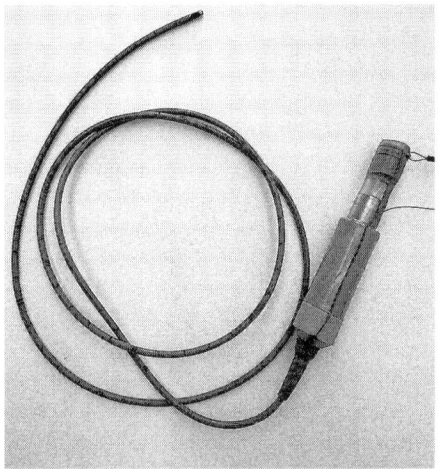

Abb. 6.7: Microtip (waschmaschinentauglich) (eigene Aufnahme)

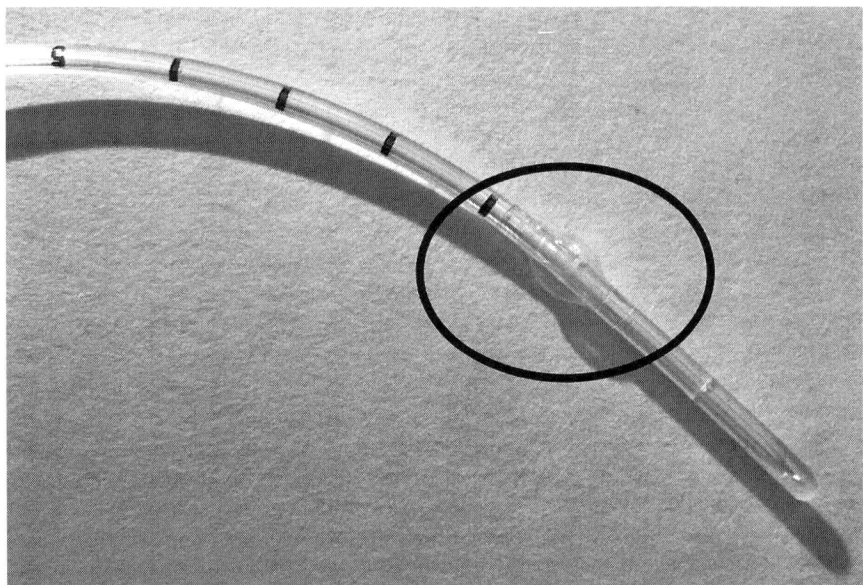

Abb. 6.8: T-Doc® Air Charged ™ (eigene Aufnahme)

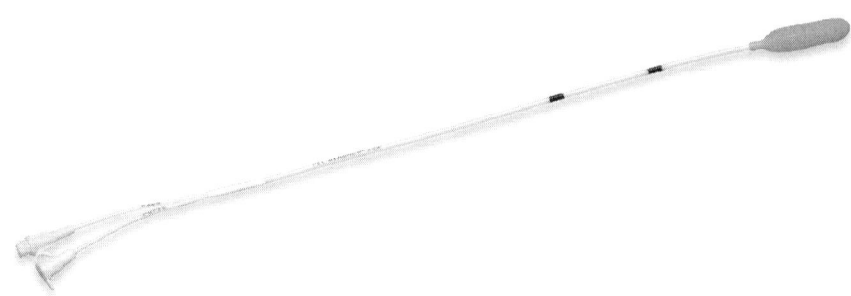

Abb. 6.9: Rektalkatheter geschlossen (eigene Aufnahme)

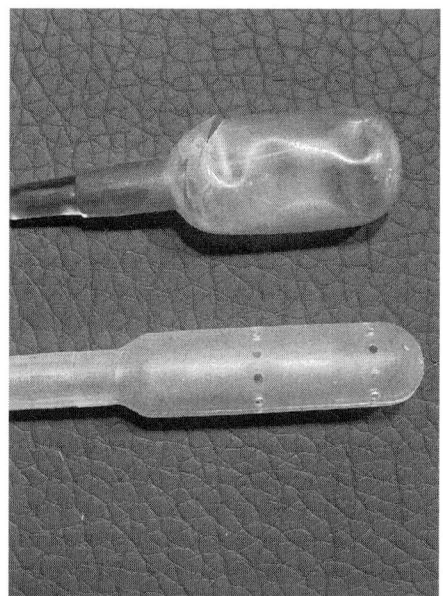

Abb. 6.10: Rektalkatheter offen, nicht blockbar (eigene Aufnahme)

6.3.3 Zubehör für die Infusionspumpe und Zubehör zur Ableitung der Beckenbodenaktivität

Bei Pumpenschläuchen gibt es keine signifikanten Unterschiede, diese müssen lediglich an die Pumpenvorrichtung angepasst sein.

Für das Beckenboden-EMG gibt es verschiedene Optionen von EKG-Klebeelektroden für Erwachsene oder Kinder. Es kann meist die im Haus gebräuchliche Elektrode genutzt werden.

6.3.4 Druckelemente

Auf dem Markt gibt es zwei Versionen der Druckelementgeräte: mit integriertem Chip im Druckelement oder ohne entsprechenden Chip (▶ Abb. 6.11). Laborie® verwendet die Variante ohne Chip, der Druckabnehmer ist separat am Gerät angebracht. Ökologisch betrachtet ist dies die bessere Variante und daher empfehlenswert und zudem ressourcensparender. TIC® verwendet Druckelemente, in dem der Druckwandler verbaut ist. Ein Vorteil hierbei ist, dass eine Fehlerquelle beim Anbringen ans Gerät vermieden wird. Es muss in der Anwendung darauf geachtet werden, dass ein Dreiwegehahn angebracht ist, um einen Nullabgleich durchführen zu können. Die Variante T-Doc® und Microtip bringt ihren eigenen Druckabnehmer mit.

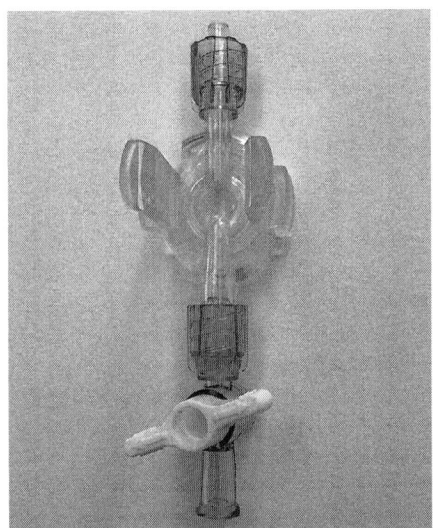 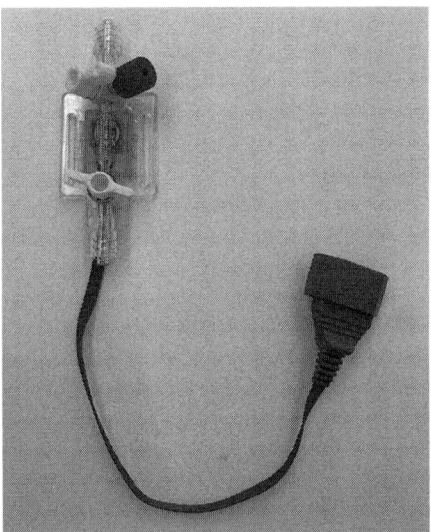

Abb. 6.11: Druckelement ohne Chip (links), Druckelement mit Chip (rechts) (eigene Aufnahmen)

6.3.5 Zuleitung zum Patienten

Bei einigen Kathetern ist die Zuleitung bereits am Katheter verbaut und verfügt über eine ausreichende Länge zum Druckelement (▶ Abb. 6.12). Ist dies nicht der Fall, können alternativ Perfusorleitungen genutzt werden. Hier verwendet die tic Medizintechnik GmbH bei Ihren Systemen farbige Druckmessleitungen. Jeder Kanal ist einer Farbe zugeordnet (rot=P_{ves}/gelb=P_{abd}/grün=P_{ura}). Dies erleichtert die Messung und Orientierung der verschiedenen Leitungen.

Achtung: Heidelberger Verlängerungen dürfen nicht genutzt werden, denn sie sind für Infusionssysteme geeignet und daher im Durchmesser zu groß. Es kommt bei Verwendung der Heidelberger Verlängerung zu falschen Ergebnissen bei der Druckmessung.

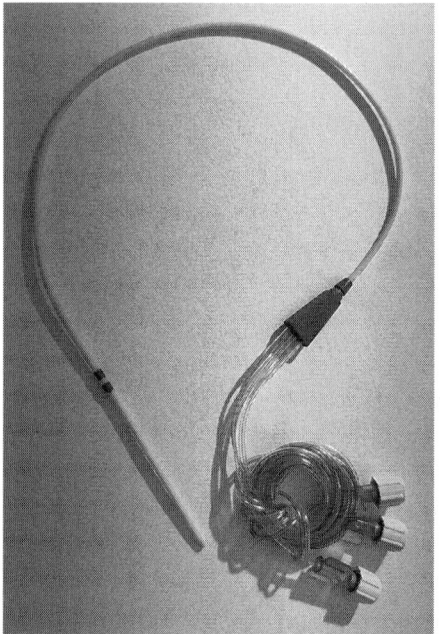

Abb. 6.12: Katheter mit integrierter Ableitung (eigene Aufnahme)

7 Anatomie und Physiologie

Es ist dringend erforderlich, bereits vorhandenes Wissen zur Anatomie und Physiologie des Menschen wieder hervorzuholen, aufzufrischen und sich ganzheitlich dann mit dem Thema Blasenentleerungsstörung und Urodynamik zu beschäftigen. In diesem Kapitel werden noch mal die wichtigen Basisinformationen dargestellt.

7.1 Der Beckenboden

Die knöcherne Struktur des Beckens bildet den Rahmen (▶ Abb. 7.1). Die Grenzpunkte Schambein (Os pubis), Steißbein (Os coccygis) und Kreuzbein (Os sacrum) sowie die beiden Sitzbeinhöcker (Tubera ischiadica) sind äußerlich tastbar. Der Beckenboden schließt das knöcherne Becken und das Abdomen nach unten. Die quergestreifte Muskulatur besteht aus Bindegewebsplatten, die in zwei Ebenen, dem Diaphragma urogenitale und dem Diaphragma pelvis, eingeteilt werden sowie Faszien. Die Beckenbodenmuskulatur hat ihren Ursprung und Ansatz an den Beckenknochen und bildet somit ein fein abgestimmtes Geflecht aus Muskeln (vgl. Gitschel et al., 2012).

Die Form des Beckens unterscheidet sich zwischen Frau und Mann, ebenso wie die Stabilität des Beckenbodens. Während das männliche Becken eng, hoch und schmal ist, ist das weibliche Becken breit, niedrig und weit, da es auf Schwangerschaft und Geburt ausgerichtet ist. Ein Mann hat zwei Körperöffnungen, die Harnröhre (Urethra) und After (Anus), während der weibliche Körper durch eine zusätzliche große Öffnung, die Scheide (Vagina), unterbrochen wird. Durch diese Gegebenheit entsteht eine anatomisch bedingte Instabilität im Beckenbereich. Die Frau ist zudem mit Hormonschwankungen konfrontiert, die sich in der Schwangerschaft und Menopause fortsetzen und den Spannungszustand des Gewebes beeinflussen. Sie und machen es sensibler, weicher und weniger belastbar. Die größte Herausforderung für den Beckenboden der Frau ist die Schwangerschaft und Geburt. Die Beckenbodenmuskulatur kann durch kleine bis große Verletzungen geschädigt werden, was zu einer Beckenbodenschwäche führen kann. Auch hohe Alltagsbelastungen und operative Eingriffe im Bereich des Beckens können sowohl bei Männern als auch bei Frauen zu einer funktionellen Störung der Beckenbodenmuskulatur führen.

7 Anatomie und Physiologie

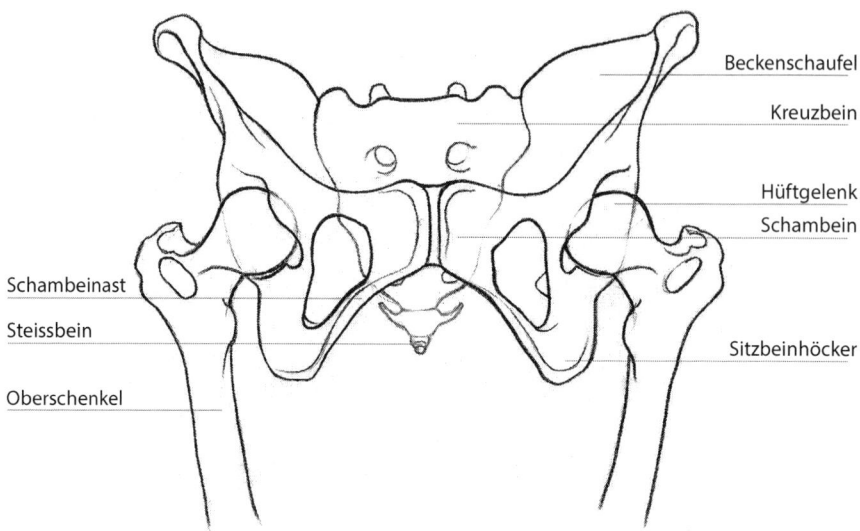

Abb. 7.1: Knöchernes Becken

Die Beckenbodenmuskulatur verfügt über eine Vielzahl von wichtigen Funktionen. Die Abbildungen (▶ Abb. 7.2 – ▶ Abb. 7.5) zeigen das Diaphragma urogenitale. Die Beckenbodenschicht besteht aus der äußeren und mittleren Beckenbodenschicht. Wir benutzen die lateinischen Bezeichnungen für die Muskeln. Zum Teil verwenden wir auch die Begriffe aus dem BeBo® Konzept.

Die äußere Schicht des Beckenbodens besteht aus dem M. bulbocavernosus, dem M. ischiocavernosus und dem M. sphincter ani extern.

M. bulbocavernosus bildet bei der Frau eine Muskulatur, die zwischen dem Os pubis und dem Os coccygis (Steißbein) längs verläuft und sich wie eine Acht um After, Scheide und Harnröhre legt. Die Fasern des M. bulbocavernosus kreuzen sich am Zentrum Tendineums (Damm). Seine weiteren Funktionen umfassen die Entleerung der Urethra, die Unterstützung beim Transport der Spermien und das Anschwellen bei sexueller Erregung. Bei Männern ist dies der V-Muskel oder Harnröhrenschwellkörpermuskel. Er unterstützt die Erektion und die Entleerung der Urethra bei der Miktion und Ejakulation.

Der M. ischiocavernosus, oder auch Sitzbeinschwellkörpermuskel genannt, erhöht die Erektion der Klitoris und verbessert den Tonus beim Geschlechtsverkehr. Er zieht beim Mann den schlaffen Penis nach innen und den erigierten Penis Richtung Bauchnabel. Der Muskel unterstützt zudem die Erektion.

Der M. sphincter ani externus erzeugt den äußeren Afterschließmuskel. Die Funktion ist beim Mann und Frau gleich. Er steht unter ständiger Anspannung, so verschließt er den Anus, er entspannt nur während der Defäkation.

Geschlechtsunabhängig ist ebenfalls die mittlere Schicht des Beckenbodens. Der M. transversus perinei profundus, die querverlaufende Muskelplatte. Er hat die Aufgabe reflektorisch gegenzuhalten, die Levatorpforte (= der Ausschnitt des M. levator ani) und Urethra zu verschließen und die Spannung des Zentrum Tendineums aufrecht zu halten. Der M. transversus perinei superficialis besteht aus querverlaufenden Muskelsträngen und wird auch als oberflächlicher querer Dammmuskel bezeichnet. Er fixiert im Bereich des Zentrum Tendineum (Damm) und spannt das Diaphragma urogenitale (vgl. Gitschel et al., 2012).

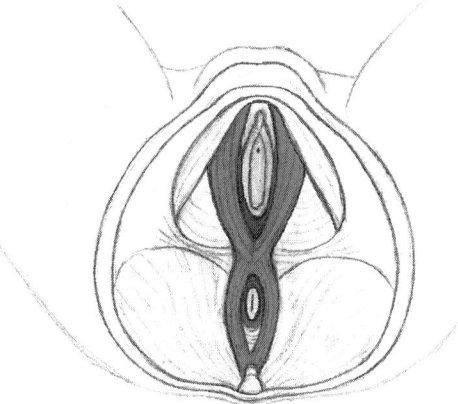

Abb. 7.2: äußere Beckenbodenschicht der Frau (BeBo®)

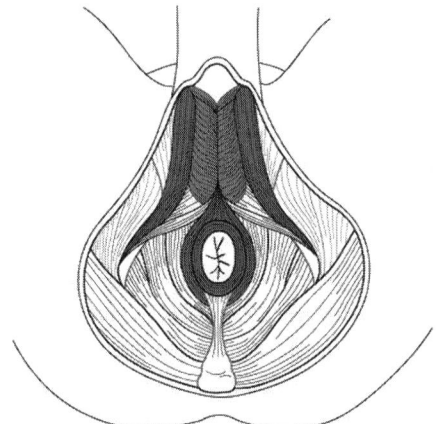

Abb. 7.3: äußere Beckenbodenschicht des Mannes (BeBo®)

Diaphragma pelvis ist die innere Schicht der Beckenbodenmuskulatur. Bestehend aus dem innere Hauptmuskel (M. levator ani) der hauptsächlich längsverlaufend zwischen dem Schambein (Os pubis), den Schambeinästen (R. inferior ossis pubis), den Sitzbeinhöckern (Tuber ischiadicum) und dem Steißbeinmuskel (M. coccygeus). Der innere Hauptmuskel (M. levator ani) stützt bei Mann und Frau die Becken- und Bauchorgane, sichert die Kontinenz und hat über die Synergisten eine Bewegungsfunktion. Dies sind jeweils der rechte und der linke Hüftlochmuskel (M.

obturatorius internus) und birnenförmige Muskel (M. piriformis), die zum großen Rollbügel (Trochanter major) des Oberschenkels (Os femoris) führen und somit eine Verbindung zwischen dem Becken und den unteren Extremitäten herstellen.

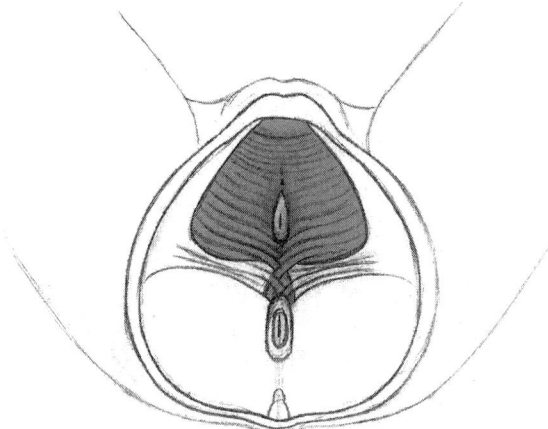

Abb. 7.4: mittlere Beckenbodenschicht der Frau (BeBo®)

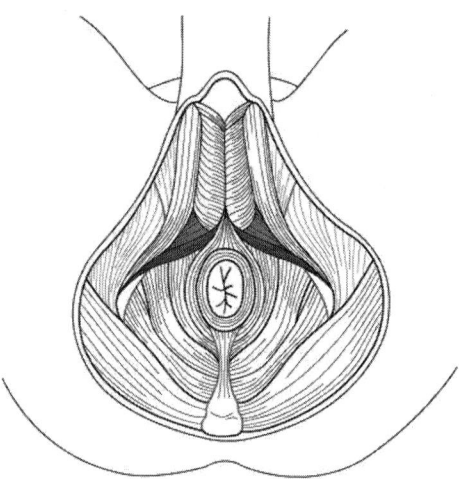

Abb. 7.5: mittlere Beckenbodenschicht des Mannes (BeBo®)

7.1 Der Beckenboden

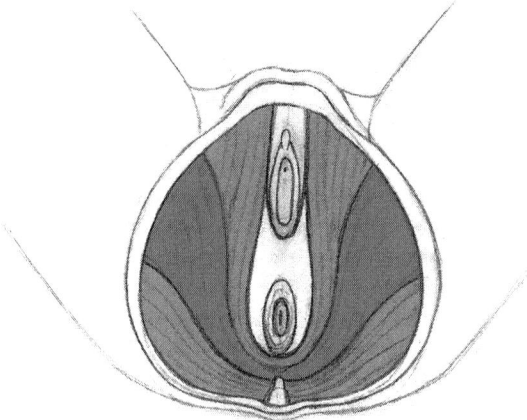

Abb. 7.6: innerste Beckenbodenschicht der Frau (BeBo®)

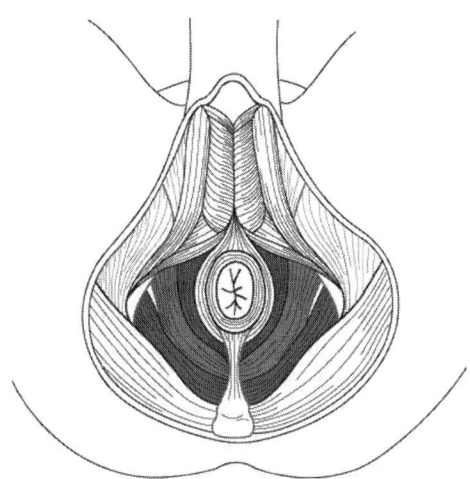

Abb. 7.7: innerste Beckenbodenschicht des Mannes (BeBo®)

7.2 Die Harnblase (Vesica urinaria)

Die Harnblase ist ein Hohlorgan und Niederdruck-Reservoir. Ihre Aufgabe besteht darin, Urin zu sammeln und zu einer Zeit und an einem Ort, den wir bestimmen, zu entleeren, ohne in der Harnblase krankhaft erhöhte Drücke zu erzeugen. Mit der Harnröhre (Urethra) und Beckenboden bildet sich eine funktionelle Einheit (vgl. Gitschel, 2012).

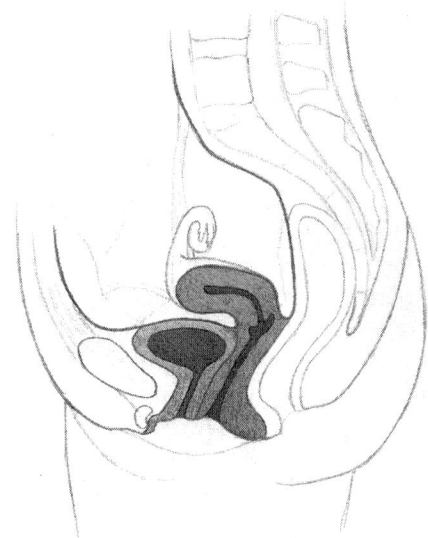

Abb. 7.8: Lage der Beckenorgane bei der Frau (BeBo®)

Der Beckenboden bildet den Boden, auf dem die Blase liegt. Wir unterscheiden zwischen Frau und Mann. Die Harnblase der Frau liegt zwischen dem Schambein (Os pubis) und der Scheide (Vagina) sie wird von der Beckenbodenmuskulatur aktiv, und den Bändern passiv fixiert. Die Lage ist, abhängig von diesen Strukturen, nach vorne durch die vordere Scheidenwand begrenzt. Der Beckenboden ist signifikant für die Harnblase und kann ursächlich für die Senkung oder eine Hyperaktivität sein.

Anatomisch befindet sich die männliche Blase zwischen Schambein (Os pubis) und dem Enddarm (Rektum). Zwischen der Harnblase und dem Beckenboden befindet sich beim Mann die Prostata, durch die die Harnröhre läuft. Es besteht ein kraftvoller, elastischer Beckenboden.

Die Harnblase besteht aus einem Blasenkörper, Blasenboden und Blasenhals. Der Blasenkörper (M. detrusor) ist der Speicher für den Urin. Er ändert seine Form und Lage je nach Füllungszustand. Die Wand des Blasenkörpers besteht aus drei Schichten: von innen wird die Blase von einer Schleimhaut ausgekleidet, welche sich

7.2 Die Harnblase (Vesica urinaria)

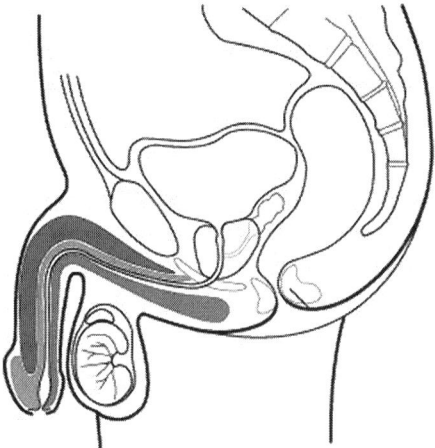

Abb. 7.9: Lage der Beckenorgane beim Mann (BeBo®)

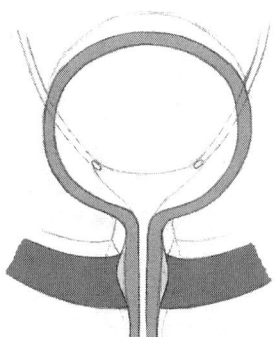

Abb. 7.10: Blase der Frau (BeBo®)

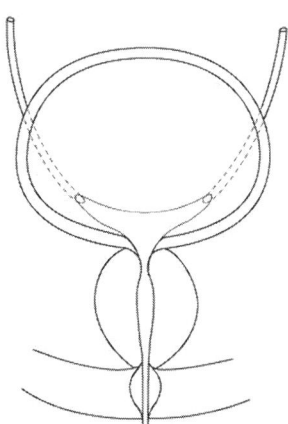

Abb. 7.11: Blase des Mannes (BeBo®)

bei Füllung glättet und sich bei Entleerung in Falten legt. Die mittlere Schicht besteht aus einem Geflecht von glatten Muskelfasern, die zirkulär, längs und spiralförmig verlaufen und dadurch ein gitterartiges, kollagenes Gerüst bilden. So bleibt das Muskelgewebe elastisch und es kann sich bei gleichbleibendem Druck gleichmäßig ausdehnen. Die Blase entleert sich hierdurch restharnfrei. Die Blase ist von Bindegewebe umgeben, und geschützt.

Im Bereich des Blasenbodens befindet sich das dreieckige Trigonum vesicae. In diese Fläche münden die beiden Harnleiter (Ureter). Um einen Reflux des Urins in die Nieren zu verhindern, münden die Ureter schräg von hinten in die Blase, so dass sie bei zunehmender Detrusorkontraktion verschlossen werden. Somit wird ein Rückfluss (Reflux) in die Nieren verhindert. Im Trigonum vesicae befinden sich außerdem die sensorischen Rezeptoren (Dehnungsrezeptoren), die über das Rückenmark eine Meldung ans Gehirn geben, wie der Dehnungszustand der Blasenwand ist. Die Dicke der Blasenwand ist je nach Füllungszustand 2–5 mm, gefüllt, oder 8–15 mm, im leeren Zustand. Die Empfindung ist an die Dehnungsrezeptoren gekoppelt. Das Trigonum bildet während der Entleerungsphase eine trichterartige Form. Der Blasenhals ist im unteren Abschnitt, er ist fest fixiert und bildet den Übergang zur Blase in die Harnröhre.

Die Blase ist an Bändern fixiert, die sie nach vorn-oben aufrichten. Und auch der Beckenboden ist nicht unbeteiligt – der M. Levator ani ist der aktive Teil des Beckenbodens und stützt die Blase und Harnröhre.

Der Harnröhrenverschlussmuskel (M. sphincter urethra) besteht aus einem inneren Schließmuskel (M. sphincter urethra internus), dieser ist nicht-willentlich (autonom) gesteuert, und aus einem äußeren Schließmuskel (M. sphincter urethra externus), der willentlich (somatisch) ansprechbar ist. Diese Muskeln stehen unter permanenter Anspannung, sie relaxieren nur bei der Einleitung der Miktion.

Um die Kontinenz zu gewährleisten, muss der Druck in der Urethra größer sein als der Druck in der Harnblase. Die Blase (vesica urinaria) wird auch als Niederdruckbehälter bezeichnet, der Druck in ihr ist immer gleich.

 Um Urodynamik zu verstehen, braucht es Wissen darüber, warum wir kontinent sind. Dies wird dann erreicht, wenn der Harnröhrenverschlussdruck größer ist als der intravesikale Druck (vgl. Schultz-Lampel 2022).

Urodynamisch möchten wir unter anderem den Druck in der Blase bei Füllung und Entleerung messen und dies geschieht mit den in ▶ Tab. 7.1 angegebenen Parametern.

Tab. 7.1: Urodynamik-Parameter

Abkürzung	Bezeichnung (engl.)	Bezeichnung (dt.)	Information
P_{ves}	vesical pressure	Intravesikaler Druck	Der intravesikale Druck P_{ves} (Harnblasendruck) ist der Druck, der mittels eines Katheters in der Blase gemessen wird (▶ Abb. 7.12).

Tab. 7.1: Urodynamik-Parameter – Fortsetzung

Abkürzung	Bezeichnung (engl.)	Bezeichnung (dt.)	Information
P_{abd}	**abd**ominal pressure	Abdominaldruck	Der Abdominaldruck P_{abd} beschreibt den Druck, der von außen auf die Blase einwirkt. Er wird indirekt mittels einer Rektalsonde gemessen (▶ Abb. 7.12).
P_{det}	**det**rusor pressure	Detrusordruck	Der Detrusordruck P_{det} ist ein errechneter Wert. Er ergibt sich aus der Differenz von P_{ves} und P_{abd}.
P_{ura}	**ure**thral pressure	Urethradruck	Als Urethradruck P_{ura} wird der Flüssigkeitsdruck in der Urethra bezeichnet.

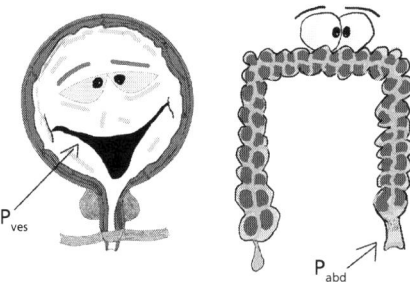

Abb. 7.12: Intravesikaler Druck P_{ves} (links) und Abdominaldruck Pabd (rechts)

$$P_{ves}\ 23\ cmH_{2O} - P_{abd}\ 23\ cmH_{2O} = 0\ P_{det}\ cmH_{2O}$$

Damit haben wir durch die Anatomie bereits einen wichtigen Teil der urodynamischen messbaren Parameter vorgestellt.

8 Neurologie der unteren Harnwege

Thomas Engels

8.1 Innervation der Harnblase

Das Nervensystem ist angelegt als übergeordnetes Schalt- und Kommunikationssystem, das der Koordination und Integration von Informationen dient. Die Blasenfunktion wird durch unterschiedliche Innervationssysteme mit ihren spezifischen Rezeptoren und Neurotransmittern reguliert. Das vegetative Nervensystem arbeitet autonom und steuert alle Organfunktionen durch den Sympathikus (Wirbelsäule im Bereich TH10-L2) und Parasympathikus (Wirbelsäule im Bereich S2–S4) – auch Blase und Rektum sowie die Geschlechtsorgane. Das somatische Nervensystem funktioniert willkürlich und wird durch den N. pudendus innerviert (Wirbelsäule im Bereich S2–S4). Dies ermöglicht es uns den WC-Gang bei Bedarf (z. B., wenn kein WC vorhanden ist) hinauszuzögern. Dies ist das Zentrum für Erfahrungswissen (vgl. Gitschel et al., 2012).

Das pontine Miktionszentrum ist von Geburt an aktiv und übernimmt eine einfache Aufgabe: Es erkennt lediglich, ob die Blase voll oder leer ist. Würde es allein die Kontrolle übernehmen, würden wir bei einer vollen Blase ohne Zurückhaltung überall urinieren.

8.2 Die vier Phasen der Miktion (BeBo®)

Speicherphase
Die Füllung der Blase wird von den Dehnungsrezeptoren der Blase über sensible Nerven an das sakrale Miktionszentrum weitergeleitet. Letzteres macht den Harndrang bewusst und hemmt willkürlich die automatische Blasenentleerung.

Eröffnungsphase
Wenn das WC erreicht und die Blasenentleerung nicht mehr bewusst gehemmt wird, lässt der Parasympathikus den inneren Sphinkter erschlaffen; die Entleerung wird eingeleitet.

Entleerungsphase
Der Parasympathikus öffnet/erschlafft den inneren Sphinkter und kontrahiert

gleichzeitig den Detrusor. Den äußeren Schließmuskel können wir willkürlich öffnen und schließen, d. h., die Harnentleerung unterbrechen. Harnstrahl entleert mit 20–40 ml/Sek.

Verschlussphase
Der Sympathikus verschließt den inneren Schließmuskel und erschlafft den Detrusor. Während der Speicherphase ist der M. detrusor entspannt und der Harnröhrenschließmuskel (Sphinkter) samt Beckenboden angespannt. Der intravesikale Druck ist immer gleich, unabhängig vom Füllvolumen der Blase. Um eine Kontinenz zu halten, ist der Harnröhrenverschlussdruck höher als der Blaseninnendruck. Diese Funktion erfordert komplexe anatomische und funktionelle Voraussetzungen. Die Blasenfüllung beim gesunden Erwachsenen beträgt 300–400 ml, bis er einen Harndrang verspürt. Die Blasenkapazität umfasst bis zu 600 ml. Bei einer Ausscheidung von 1,5 bis zwei Liter, sind fünf bis sieben Miktionsfrequenzen am Tag normal. In der Entleerungsphase kontrahiert der M. detrusor, und der Sphinkter entspannt. Der Sphinkter kann sowohl unwillkürlich über das zentrale Nervensystem als auch willentlich gesteuert werden (vgl. Seleger et al., 2008).

8.3 Neurologie einmal anders

8.3.1 Mit Bildern arbeiten

Kontinenztrainer für Kinder und Jugendliche nutzen Anschauungsmaterial, das durch die Konsensusgruppe Kontinenzschulung e. V. (KgKS e. V.) veröffentlicht wurde. Die KgKS e. V. ist ein Zusammenschluss von Expertinnen aus verschiedenen Berufsgruppen mit langjähriger Erfahrung in der Therapie, Diagnostik und Begleitung von Einnässproblemen bei Kindern und Jugendlichen. Dazu gehört u. a. die Geschichte von Kopf und Blase (vgl. Bachmann & Steuber, 2010).

Der Kopf ist der Chef, dieser spricht ab und zu mit der Blase. Wenn die Blase den Urin gesammelt hat, gibt sie diese Information an den Kopf weiter. Der entscheidet dann, wann und wo sich die Blase entleeren darf. Das führt oft zu sehr spannenden Dialogen, je nachdem welche Störung vorliegt. Die weiteren Dialoge sollten Sie je nach Krankheitsform und ihrer eigenen Fantasie weiterentwickeln.

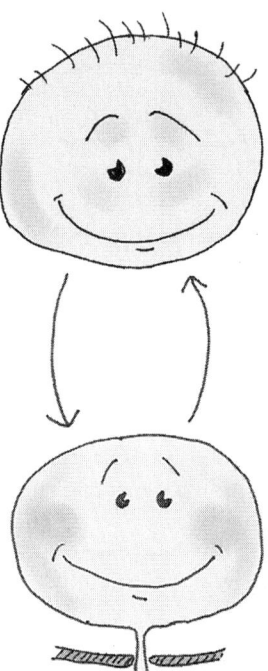

Abb. 8.1: Die Geschichte von Kopf und Blase (Bachmann & Steuber 2010, S. 61)

8.3.2 Neurologie bei Erwachsenen anders erklärt

Unsere Nervenbahnen sind die Datenautobahn unseres Körpers. In der Schaltzentrale, unserem Gehirn, befindet sich das zerebrale Miktionszentrum. Im zerebralen Miktionszentrum ist unser Erfahrungswissen, wann, wo und zu welcher Zeit wir auf die Toilette gehen können, verankert. Das zerebrale Miktionszentrum hemmt somit die Blasenentleerung und »verhandelt« aufgrund von Erfahrungswissen, an welchem Ort die Blasenentleerung sozial erwünscht und »vertretbar« ist.

Dem zerebralen Miktionszentrum schließt sich das pontine Miktionszentrum an. Dieses koordiniert die Speicherung des Urins und dessen Entleerung. Wenn das pontine Miktionszentrum ohne den Einfluss des zerebralen Miktionszentrums entscheiden dürfte, würden wir bei dem Signal »Blase voll« unsere Blase unkontrolliert an den ungünstigsten Stellen entleeren.

Kaudal schließen sich das thorakale (Nervus hypogastricus TH10–L2) und das sakrale Miktionszentrum (Nervus pelvicus S2–S4) an. Über das Brust- und Rückenmark der Lendenwirbelsäule werden sympathische Schaltkreise zur Urinspeicherung, und über die sakralen Nerven parasympathische Schaltkreise, zur Blasenentleerung, aktiviert.

Die Miktion und deren Ablauf auf der jeweiligen organischen Ebene, also das Zusammenspiel der Harnblase, der Verschlussmechanismen und des Beckenbodens sind grundlegend autonom – sie können nicht beeinflusst werden. Somit entsteht beim gesunden Menschen eine Zusammenarbeit der Harnspeicherung und Entleerung. Einzig das Zurückhalten eines Harndrangs oder das Unterbrechen des Harnstrahls durch willentliches Erhöhen des Beckenbodentonus unterliegen der Willkür und entspringen der Skelettmuskulatur und der Aktivierung des Nervus pudendus (somatomotorisch).

Viele Patienten benötigen bildhafte Vorstellungen, um Vorgänge wie die Blasenspeicherung und Entleerung zu verstehen.

Beispiel für die bildliche Vorstellung

> Die Blase ist ein Organ, das unseren Urin sammelt, dies kann sie ohne, dass ein signifikanter Druck im Blaseninneren aufgebaut wird, als sogenanntes »Niederdruckreservoir«. Wenn wir den urodynamischen Druck nehmen ist dieser zu Beginn P_{det} = 0–5 cm/H_2O.

Eine bildhafte Vorstellung wäre: unser Gehirn steht kontinuierlich auf der Bremse, damit sich die Blase entspannt füllen kann. Ist die Blase voll und es gibt einen sicheren Ort zum Wasserlassen, geht das Gehirn »von der Bremse runter« und folgendes passiert: Der Blasenmuskel (Musculus Detrusor vesicae) zieht sich zusammen, der Beckenboden entspannt sich, der Harnröhrensphinkter öffnet sich und die Blase entleert den Urin, ohne dass im Inneren ein signifikant erhöhter Druck aufgebaut wird.

Eine weitere Geschichte, die in der Beratung von Patienten genutzt werden könnte: Vor ca. 2,5 Millionen Jahren lebte Horst Stein (Name frei erfunden) mit seiner Frau und 15 Kindern in einer Höhle. An jedem 15. Tag des Monats musste Herr Stein zur Mammutjagd aufbrechen. Dabei trifft er immer wieder auf konkurrierende Tiere, die ihrerseits gern Herr Stein fressen würden. Wie immer muss Herr Stein bevor er zur Jagd geht, seine Blase entleeren.

Der Parasympathikus ist aktiv.

Der Parasympathikus sorgt dafür, dass unsere Verdauungsorgane angekurbelt werden, sich die Harnblase kontrahieren kann, wir einen ruhigen Herzschlag haben und wir genügend Speichel produzieren. Die Pupillen sind eng und fokussiert.

Die Blasenentleerung musste in einem etwas entfernten Gebüsch stattfinden. Dort angekommen, musste Herr Stein mit seiner Keule auf den Busch schlagen, um kleine Tiere zu verscheuchen.

An diesem Tag traf Herr Stein, noch bevor er auf den Busch schlagen konnte, auf einen hungrigen Säbelzahntiger, der im Busch versteckt war.

8 Neurologie der unteren Harnwege

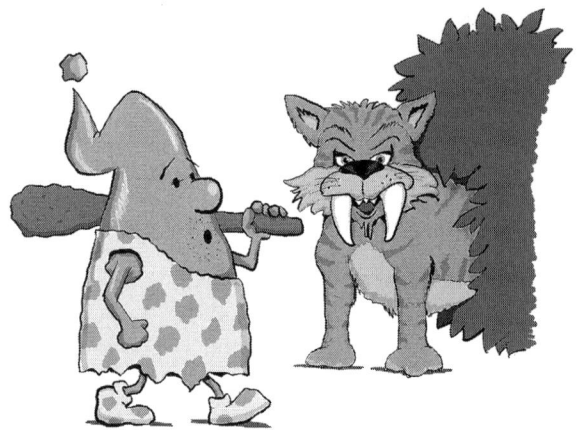

Abb. 8.2: Herr Stein auf dem Weg zum Busch (Ingo Podien, 2023)

Der Sympatikus

Damit aktiviert sich der Sympatikus, unser »Fluchtnerv« bei Herrn Stein. Die Pupillen weiten sich, die Speichelproduktion sowie alle Verdauungsorgane stellen kurzfristig den Betrieb ein, die Bronchien werden weit, sein Herzschlag erhöht sich und Adrenalin wird ausgeschüttet. Seine Harnblasenmuskulatur erschlafft und kein Harndrang ist mehr zu spüren. Herr Stein nimmt die Beine in die Hand und läuft.

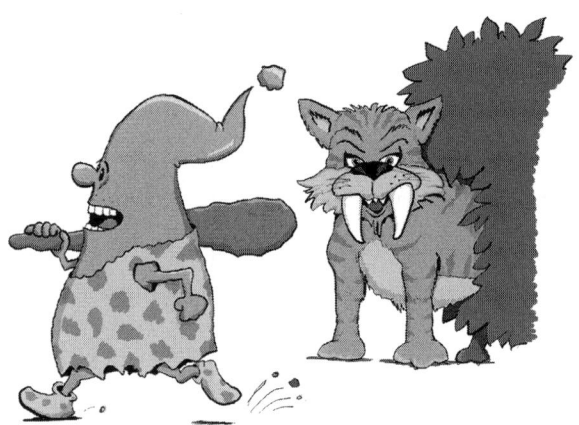

Abb. 8.3: Herr Stein und der Tiger (Ingo Podien, 2023)

 Warum es in solchen Situationen auch zu spontanen Harnblasenentleerungen kommen kann? »Angst-Pipi« ist wissenschaftlich nicht wirklich erklärbar, der naheliegende Grund ist wohl eine Überbelastung des Nervensystems in diesem Moment.

Herr Stein klettert auf den naheliegenden »Notfallbaum gegen Säbelzahntiger«. Nach einiger Zeit entschließt sich der Tiger, woanders zu jagen. Herr Stein kann vom Baum klettern, sofort den Busch aufsuchen und seine Blase mit Hilfe des Parasympathikus entleeren.

Dieses urzeitliche Erbe, Sympathikus und Parasympathikus, tragen wir heute noch in uns. Säbelzahntiger sehen heute anders aus: der Chef, die Klausur, Angst vor der Untersuchung. Wir alle kennen solche Erfahrungen und was sie mit uns machen.

9   Indikation zur Urodynamik

Thomas Engels

Die Urodynamik darf nie isoliert betrachtet werden. Die Indikation beim Erwachsenen und bei Kindern setzt einige Voruntersuchungen voraus. Der Patient muss unbedingt ganzheitlich betrachtet werden. Bevor eine invasive Untersuchung durchgeführt wird, sollten alle Erkenntnisse von Anamnese, Voruntersuchungen und Fremduntersuchungen im Zusammenhang betrachtet werden. Es wird unterschieden zwischen einer invasiven und nichtinvasiven Urodynamik. Bei der invasiven Urodynamik werden zur Beurteilung des unteren Harntraktes Katheter in die Blase und den Enddarm eingelegt. Die nichtinvasive Urodynamik beinhaltet die Uroflowmetrie, die Restharnbestimmung durch Ultraschall sowie die Dicke des Harnblasenmuskels.

Die ICS (Internationale Kontinenz Gesellschaft)[8] hat eine deutliche Stufendiagnostik festgelegt, erst wenn hier keine klare Aussage über eine Ursache der Beschwerden hervorgeht, steht die Indikation zu einer Urodynamik (Schultz-Lampel et al., 2022):

- Anamnese
- Symptom- und Beschwerde-Fragebögen
- Urinuntersuchung, ggf. -kultur
- Ganzheitliche körperliche Untersuchung mit gynäkologischer, neurologischer und rektaler Untersuchung.
- Miktionstagebuch – mindestens über drei Tage
- Ultraschall der obere/unteren Harnwege, Harnblase
- Inkontinenz-Vorlagen-Test
- Blutparameter

Ziele einer Urodynamischen Untersuchung:

- Die Symptome des Patienten sollen in der Urodynamik reproduzierbar sein
- Beurteilung der Blasensensivität
- Verhalten des Detrusors während der Messung
- Sphinkterfunktion in der Füllungsphase
- Wie hoch ist das Risiko für den oberen Harnweg (Druck)
- Einschätzung des Detrusors unter der Entleerung

---

8   Internationale Kontinenz Gesellschaft. Zugriff am 02.08.2023 unter https://www.ics.org/.

- Einschätzung des Blasenauslasses unter der Entleerung
- Restharn

Aus diesen Untersuchungsergebnissen ergibt sich dann eine Dringlichkeit und Therapie bzw. ein Nutzen für den Patienten.

Mit zunehmendem Alter des Patienten muss ein Nutzen der Urodynamik in der Therapie genau abgewägt werden. In vielen Fällen ist von Anfang an eine konservative Therapie eher zielführend.

Bei dem Verdacht einer neurologischen Störung ist die Videourodynamik der Goldstandard. Aber auch hier muss vorweg die komplette Diagnostik durchlaufen werden. In der Urodynamik ist es dann möglich, die Symptome zu reproduzieren, eine Pathophysiologie zu erkennen und eine gezielte Therapie einzuleiten. Bei neurologischen Ursachen ist eine lebenslange urodynamische Kontrolle wichtig.

Neurologische Grunderkrankungen, die eine invasive Urodynamik indizieren:

- Multiple Sklerose
- Morbus Parkinson
- Wirbelsäulenoperationen
- Rückenmarkläsion

10 Neurogene Dysfunktion des unteren Harntraktes

Thomas Engels

Hier besteht eine Fehlfunktion oder Verletzung des Nervensystems.[9] Beispielsweise durch:

- Rückenmarksverletzungen
- Spina Bifida
- Morbus Parkinson
- Schlaganfall
- Multiple Sklerose

Es entsteht eine Störung der Harnspeicherung und Harnentleerung. Die Signalübertragung der Nerven an das Gehirn und die umliegenden Organe ist gestört. Die daraus resultierenden Störungen sind:

- Detrusorhyperaktivität
- Detrusor-Sphinkter-Dyssynergie
- Hypokontraktiler Detrusor
- Hypoaktiver Sphinkter

Die Fünf häufigsten Neurogenen Störungen nach Madersbacher:

- Typ 1: Hyperreflexie des Detrusors in Kombination mit Hyperreflexie des Sphinkters (▶ Abb. 10.1)
- Typ 2: Hyperreflexie des Detrusors in Kombination mit normotoner oder Hypo-/Areflexie des Sphinkters. In der Graphik (▶ Abb. 10.2) ist ein normotoner Sphinkter.
- Typ 3: Hypo-/Areflexie des Detrusors in Kombination mit Hyperreflexie des Sphinkters (▶ Abb. 10.3)
- Typ 4: Hypo-/Areflexie des Detrusors in Kombination mit Hypo-/Areflexie des Sphinkters (▶ Abb. 10.4)
- Typ 5: Normotomer Detrusor Hyperreflexy des Beckenbodens D-S-D (▶ Abb. 10.5)

---

9 Für weitere Informationen dazu siehe auch: CME-Verlag. Diagnose und Therapie neurogener Blasenfunktionsstörungen. Zugriff am 08.01.2024 unter https://www.cme-kurs.de/kurse/diagnose-und-therapie-neurogener-blasenfunktionsstoerungen/#:~:text=Als%20neurogene%20Blasenfunktionsst%C3%B6rungen%20(nBFS)%20werden,Sklerose%2C%20Schlaganfall%20oder%20Morbus%20Parkinson.

10 Neurogene Dysfunktion des unteren Harntraktes

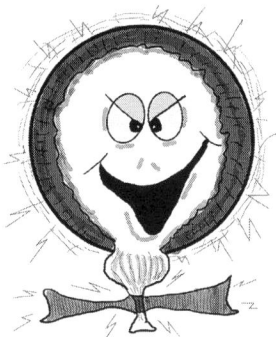

Abb. 10.1: Hyperreflexie des Detrusors und Sphinkters (eigene Abbildung)

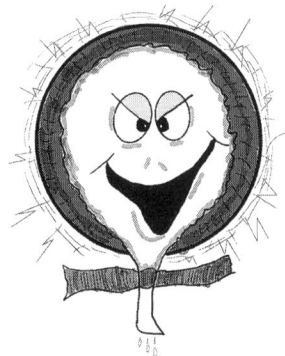

Abb. 10.2: Hyperaktiver Detrusor und normotoner Sphinkter (eigene Abbildung)

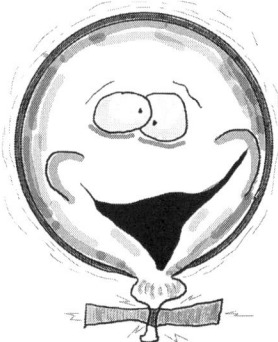

Abb. 10.3: Hypoaktiver Detrusor und Hyperreflexie des Sphinkters (eigene Abbildung)

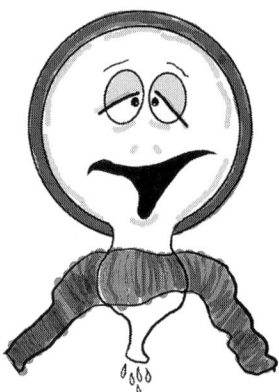

Abb. 10.4: Hypoaktiver Sphinkter, Normotoner oder Hypotoner Detrusor (eigene Abbildung)

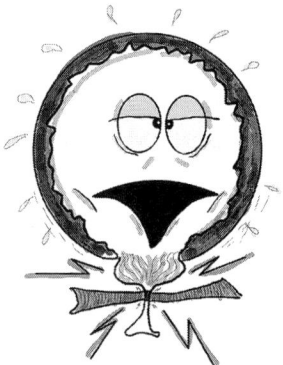

Abb. 10.5: Detrusor-Sphinkter-Dyssynergie (eigene Abbildung)

Der Miktionsablauf kann in mehreren Ebenen gestört, unterbunden oder geschädigt sein. Je nachdem in welcher Höhe die Schädigung auftritt, kann sie verschiedene Störungen im Harntrakt verursachen (▶ Abb. 10.6).

> »Es ist entscheidend, dass alle nervalen Schädigungen unterhalb des sakralen Miktionszentrums (S2–5) zu einer peripheren, also schlaffen Lähmung führen (hypoaktiver Detrusor oder Sphinkter), während Läsionen oberhalb des sakralen Miktionszentrums in der Regel in einer spastischen Lähmung resultieren (hyperaktiver Detrusor und/oder Sphinkter). So stellt sich z. B. infolge einer traumatischen Querschnittlähmung nach der Phase des spinalen Schocks eine Detrusor- und Sphinkterhyperaktivität ein, während bei peripheren Problemen, z. B. Operationen im kleinen Becken oder bei einer Polyneuropathie, ein hypoaktiver Detrusor bzw. Sphinkter zu beobachten ist. Auch Läsionen innerhalb des Pons, in dem das suprasakrale Speicher- und Miktionszentrum lokalisiert ist, können zu Harnblasenstörungen führen. Aufgrund der vielfältigen Funktionen des pontinen Miktionszentrums können alle Formen der neurogenen Blasendysfunktion auftreten.«(Haensch et al. 2020, S. 7)

10 Neurogene Dysfunktion des unteren Harntraktes

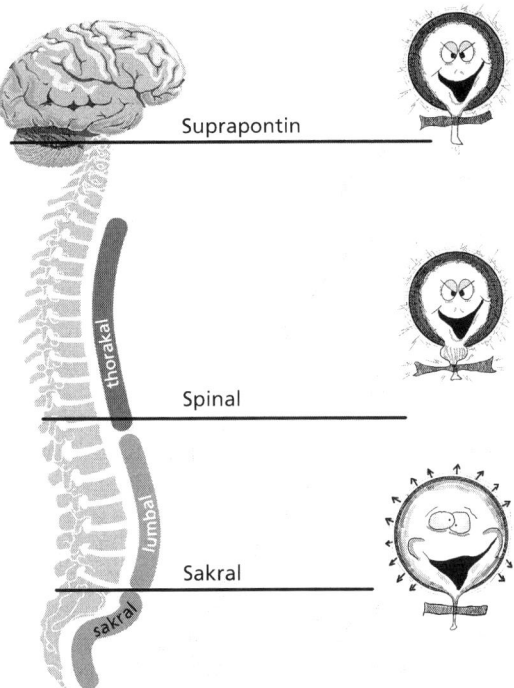

Abb. 10.6: Neurologische Läsionshöhe (eigene Darstellung)

11 Der Urodynamik-Standard für Medizinisches Fachpersonal

Thomas Engels

Dieser Standard richtet sich an urologische Kliniken und Praxen, die Urodynamiken als erweiterte Diagnostik bei Patienten mit unklarer Blasenentleerungsstörung in der Anamnese durchführen. Da eine Urodynamik nie isoliert betrachtet werden soll, ist eine vollständige, ganzheitliche, körperliche Voruntersuchung und Anamnese unabdingbar. Ein Trink- und Miktionstagebuch (Deutsche Kontinenz Gesellschaft e. V., o. J.)über mindestens drei, besser 7–14 Tage, ist verpflichtend. Nötige Angaben im Tagebuch sind: Häufigkeit der Toilettengänge, Volumen, Urge, Inkontinenzepisoden, Häufigkeit Menge und Art der Einfuhr, genutzte Hilfsmittel.

Die gleichzeitige Dokumentation der Darmentleerungen inklusive der Konsistenz ist sinnvoll, um Komorbiditäten wie Darmentleerungsstörungen zu erfassen, und diese ggf. auch bei der Einlage der Rektalsonde, Durchführung der Urodynamik und der Auswertung mit in Betracht zu ziehen.

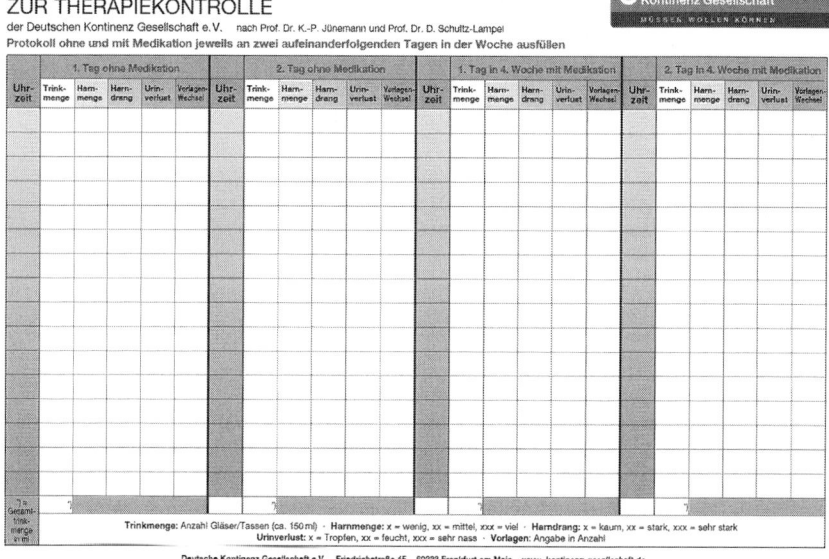

Abb. 11.1: Miktionstagebuch (Deutsche Kontinenz Gesellschaft e. V., o. J.)

Nun folgt eine Aufzählung der einzelnen Schritte.

Vorteilhaft ist, wenn zwei Urodynamikplätze genutzt werden können: Einerseits für die Videourodynamik einen integrierten Stuhl an der Röntgenanlage, auf dem der Patient sitzen könnte. Andererseits für die Zystouroflowmetrie (oder auch Druck-Fluss-Studie) einen Untersuchungsstuhl, den der Untersucher in zwei Ebenen mit Patienten bewegen kann. In Kliniken besteht diese Möglichkeit oft nicht, von daher ist dies als Option zu werten.

Mindestanforderung an Voruntersuchungen sind (▶ Kap. 10):

- Körperliche Untersuchung und Inspektion mit neurologischen Tests
- Ultraschall und Restharnkontrolle
- möglichst zwei Uroflow-Untersuchungen, ggf. mit EMG

Eine Zystoskopie kann im Vorfeld, sollte aber nicht unmittelbar vor oder nach der Urodynamik, durchgeführt werden.

Bei Frauen ist eine gynäkologische Voruntersuchung sinnvoll, um ggf. bestehende Probleme (wie bspw. Senkungserkrankungen) zu erkennen.

Da eine Urodynamik zu den invasiven Untersuchungen zählt, muss der Patient mindestens 24 Stunden vor Untersuchungsbeginn eine mündliche und schriftliche Aufklärung durch den Arzt bekommen und diese Aufklärung zur Untersuchung unterschrieben mitbringen.

Die wesentliche Durchführung einer Urodynamik ist komplett unabhängig von den technischen Voraussetzungen und dem zu verwendenden Katheter-Material. Unterscheidungen gibt es nur bei den verschiedenen Formen der durchgeführten Urodynamik:

- Zystomanometrie
- Zystouroflowmetrie (Druck-Fluss-Messung)
- Videourodynamik
- Verschlußzystometrie
- Flow-EMG
- Uroflowmetrie

Die hier nachfolgend aufgeführten Schritte sind bei jedem Gerät ähnlich, Unterschiede liegen im Detail. Hierzu sind die Herstellerhinweise zu beachten.

Falls dies im Vorfeld nicht geschehen ist, werden die Patientendaten in die dafür vorgesehene Datenmaske des Urodynamikgerätes eingegeben. Optional kann ein Chipkartenlesegerät vorhanden sein, in das die Versichertenkarte eingelesen wird. Eine regelmäßige Datensicherung des Urodynamikgerätes ist empfehlenswert.

11.1 Vorbereitung

Es empfiehlt sich, den Untersuchungsraum vom Patienten vor der Untersuchung anschauen zu lassen. Dies hat sich als vertrauensbildend herausgestellt.

 Es ist wichtig, darauf zu achten, dass die Intimsphäre des Patienten in allen Phasen der Untersuchung gewahrt bleibt.

Es ist einfacher für den Patienten, sich mit der Situation zurechtzufinden und zu entspannen, wenn sich möglichst wenig Leute im Raum befinden. Die Messung wird dadurch letztlich auch besser beurteilbar. Erfahrungsgemäß unterstützt Hintergrundmusik den Patienten positiv.

Die Untersuchung wird mit einer Dauer von ca. 45–60 Minuten pro Messung bei Erwachsenen angesetzt.

Bei Frauen im gebärfähigen Alter ist im Vorfeld eine Schwangerschaft auszuschließen. Generell wird vor der Urodynamik ein Urinstatus erhoben, da bei einem akuten Harnwegsinfekt die Untersuchung nicht durchgeführt werden darf. Bei einem Harnwegsinfekt muss eine Urinkultur angelegt, die Infektion resistenzgerecht behandelt und die Untersuchung neu terminiert werden. Es gibt hier allerdings ein paar Abstufungen, die beachtet werden müssen. Wenn der Patient einen Bauchdecken- oder Blasenkatheter hat oder den intermittierenden Einmalkatheterismus durchführt, sind nach ärztlicher Entscheidung Ausnahmen möglich (▶ Kap. 2).

Durch eine Harnwegsinfektion kann es nicht nur zu falschen Untersuchungsergebnissen kommen, sondern auch zu einer Verschlechterung der Situation durch aufsteigende Infektion in den oberen Harntrakt. Für die Untersuchung braucht der Patient nicht nüchtern zu sein. Die Erfahrung hat gezeigt, dass gerade junge Menschen unter den Messbedingungen Kreislaufprobleme bekommen können.

Bei Patienten mit neurologischen Fragestellungen müssen vor, während und nach der Messung Blutdruckkontrollen durchgeführt werden (▶ Kap. 13.2).

11.1.1 Das Verbrauchsmaterial

Mit der Zeit entwickelt jeder Durchführende seine eigene Systematik in Bezug auf die Materialvorbereitung. Um den Einstieg zu erleichtern, werden im Folgenden die wesentlichen Materialien aufgeführt und die Schritte wie in einer Hospitation erläutert. Auf dieser Grundlage kann ein individuelles Vorgehen entwickelt werden.

Benötigt wird ein Arbeitstisch mit einer sterilen Unterlage. Die Materialien müssen entweder einzeln oder in Form eines sterilen Katheter-Sets bereitgelegt werden. Auf dem sterilen Arbeitstisch werden alle sterilen Produkte entsprechend platziert (▶ Abb. 11.2):

- Messkatheter
- Rektalkatheter

- Endosgel® (11 ml)
- ggf. eine 10 ml Spritze zum Blocken
- ein Paar sterile, latexfreie Handschuhe
- sechs sterile Tupfer zur Desinfektion

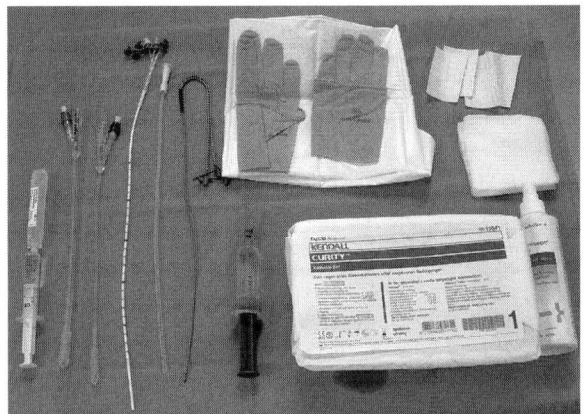

Abb. 11.2: Material einer Urodynamik 1 (eigene Aufnahme)

Weitere Verbrauchsartikel

- 3–4 unsterile Kompressen um ggf. nasse Körperstellen für die Fixierung mit Pflaster zu trocknen oder als Hautschutz zum unterlegen.
- unsterile Handschuhe (möglichst latexfrei)
- zwei Einmalkatheter zur Restharnbestimmung (Nelaton/Tiemann)
  Die Einmalkatheter verschiedener Hersteller für den aseptischen Einmalkatheterismus eignen sich, da diese mit unsterilen Handschuhen, und einer »no touch«-Methode aseptisch gelegt werden können. Zusätzlich enthalten diese Produkte teilweise einen integrierten Beutel zum Auffangen des Urins und sind hydrophil beschichtet. Hydrophil beschichtete Einmalkatheter stehen sofort einsatzbereit zur Verfügung, wenn die Harnblase bei autonomer Dysreflexie schnell entleert werden muss.
- Bewährt hat sich, einige Klebestreifen zum Befestigen des Katheters und der EMG-Elektroden vorzubereiten. Fixomull® eignet sich gut dafür.
- Schleimhautdesinfektionsmittel, z.B. Octenisept®, denn es ist farblos. Betaisadona® ist ungeeignet, aufgrund des Risikos einer Jodallergie und der Farbe, die eine Verschmutzung der Wäsche verursacht.
- Ein Handtuch – dies kann bei entsprechender Aufklärung auch vom Patienten mitgebracht werden. Es dient der Wahrung der Intimsphäre und bietet nach der Untersuchung die Möglichkeit, dass der Patient sich waschen kann.

11.1.2 Das Urodynamikgerät

- Druckelemente

Vorab muss immer abgeklärt werden, ob ein Urethradruckprofil durchgeführt wird, dann werden drei Druckelemente anstatt zwei Druckelemente benötigt.

- Drei EMG-Klebeelektroden und Klebestreifen, ggf. einen Einmalrasierer zum Entfernen der Haare im Dammbereich,
- 500–1000 ml sterile NaCl 0,9% Infusionslösung (körperwarm),
- ggf. Kontrastmittel zum Mischen bei geplanter Videourodynamik und das entsprechende Infusionssystem zum Urodynamikgerät.

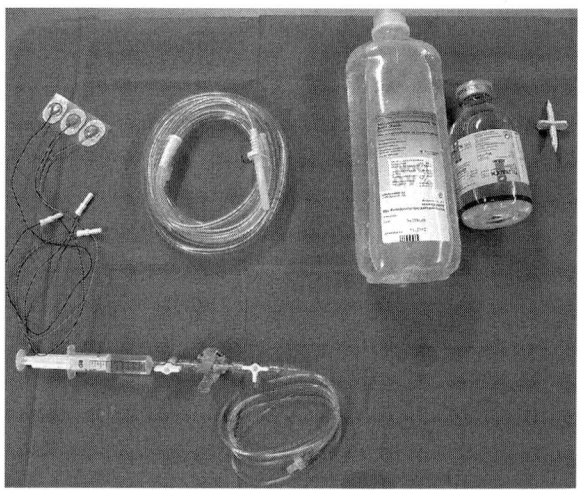

Abb. 11.3: Material einer Urodynamik 2 (eigene Aufnahme)

 Jeder Patient bekommt eine neue Infusion. Angewärmte und/oder geöffnete Infusionen dürfen auf gar keinen Fall mehr intravenös verabreicht werden. Es besteht die Gefahr der Verkeimung!

Optional vorzubereiten sind:

- 3 Spritzen 10/20 ml
- 10 ml NaCl 0,9% zum Blocken des Rektalkatheters, falls keine Blockerspritze im Set ist.
- Kanüle zum Aufziehen der Spritzen
- 3 x je 20 ml NaCl 0,9% für die Druckelemente.

- Aufziehen der Spritzen: Druckelemente, Rektalblock.
  Die Spritzen können auch aus der 1000 ml Flasche NaCl 0.9% steril aufgezogen werden, dann entfallen die einzelnen Ampullen.
- Wichtig ist das blasenfreie Entlüften und Anbringen der Druckelemente am Urodynamikgerät. Dies entfällt, wenn entweder T-Doc ®Air Charged™ oder Microtip-Katheter genutzt werden!
- Konnektieren der EMG-Elektroden am Urodynamikgerät.

Die 1000 ml NaCl 0.9% Infusion wird mit dem herstellerabhängigen Infusionsbesteck angestochen, ggf. direkt entlüftet und in die Rollerpumpe eingelegt. Das Öffnen der Entlüftung (damit sich die Infusion nicht zusammenzieht), verbessert die Ablesbarkeit der abgegebenen Flüssigkeit.

> Richtige Pumprichtung beachten!

Ist das ganze Material vorbereitet, wird der Patient gebeten, seine Blase noch einmal zu entleeren und dann zur Urodynamik hereinzukommen.

11.2 Durchführung

Nachdem der Patient auf dem speziellen Untersuchungsstuhl oder der Untersuchungsliege Platz genommen hat, wird er vor Beginn zum Ablauf und dann fortwährend zu den einzelnen Schritten informiert.

Zunächst wird die Desinfektion des äußeren Genitales mit einem Schleimhautdesinfektionsmittel vorgenommen.

Als Gleitmittel für die Katheter sollte Endosgel® verwendet werden. Endosgel® enthält kein Betäubungsmittel, welches die sensible Harnröhren-/Blasenschleimhaut beeinflussen und zu Fehlmessungen führen könnte. Jedoch enthält es Chlorhexidindigluconat 0,05%. Es hat eine desinfizierende Wirkung, die Einwirkzeit beträgt nach Herstellerempfehlung 5–10 Minuten.

In einer älteren Studie von 1995 (Eggersmann et al., 1995) wurde festgestellt, dass Instillagel® bei entsprechender Einwirkzeit in jedem Fall eine betäubende Auswirkung auf die Harnröhre und Blase hat.

> Es muss darauf geachtet werden, ob eine Latexallergie vorliegt und dann müssen ggf. latexfreie Handschuhe verwendet werden!

Die Blase wird nun, unabhängig von Geschlecht, mit einem Einmalkatheter entleert. Erste Information über Restharn in der Dokumentation festhalten!

Den Harnröhren-Harnblasenreflex beachten, denn die Dehnung durch einen Katheter und/oder der Urinfluss geben einen Anreiz zur Entleerung der Harnblase (Manski, o.J.).

11.2.1 Einlage des Urodynamikkatheters

Der Messkatheter wird über die Harnröhre in die Blase eingeführt und am Körper mit Pflaster fixiert.

Folgende Kriterien sind wichtig für die Auswahl des Katheters:

- Das Geschlecht des Patienten und sein Alter, die Messgenauigkeit und nicht zu starres Material, da Verletzungsgefahr besteht.
- Um sich alle Optionen für eine ideale Messung bei Frauen offenzuhalten, kann ein Katheter mit drei Lumen und Abstandsringen verwendet werden, um am Ende der Messung die Möglichkeit zu haben, noch Urethra-Druckprofile durchführen zu können.

11.2.2 Einlage Rektalkatheter

Ein zweiter Katheter wird in den Enddarm eingelegt, um den Abdominaldruck zu erfassen.

Mit dem Rektalkatheter wird festgestellt, ob sich die Blase spontan oder unter Einsatz der Bauchpresse entleert.

Beim Einlegen ist folgendes zu beachten: zuerst die Fingerspitze ins Rektum einzuführen und erfassen, ob der rektoanale Reflex vorhanden ist. Danach wird die Fähigkeit zum willkürlichen Verschluss überprüft, indem wir den Patienten auffordern, den Anus zu schließen. Ein positives oder negatives Ergebnis wird dokumentiert.

Bei tastbarer Stuhlfüllung des Rektums und ggf. Kotsteinen muss eine Rücksprache mit dem Arzt erfolgen. Ggf. muss die Defäkation initiiert werden, denn sonst kann eine Verzerrung der Messwerte auftreten.

Weitere neurologische Tests sind dem Arzt vorbehalten, könnten aber bei entsprechender Schulung auch delegiert werden.

11.2.3 Das Anbringen der EMG-Elektroden/Biofeedback

Auf der Haut im Dammbereich werden zwei Klebeelektroden angebracht und eine Neutralelektrode auf muskelarmes Gebiet an der Oberschenkelinnenseite. Mit ihnen wird die Beckenboden- und Schließmuskelaktivität gemessen. Die Elektroden werden zusätzlich mit Klebestreifen fixiert, da sie sich sonst häufig während der

Untersuchung durch Schweiß oder Urin lösen. Dann entstehen ebenfalls falsche Messergebnisse. Eine Rasur des Bereiches muss mit dem Patienten vorher besprochen werden.

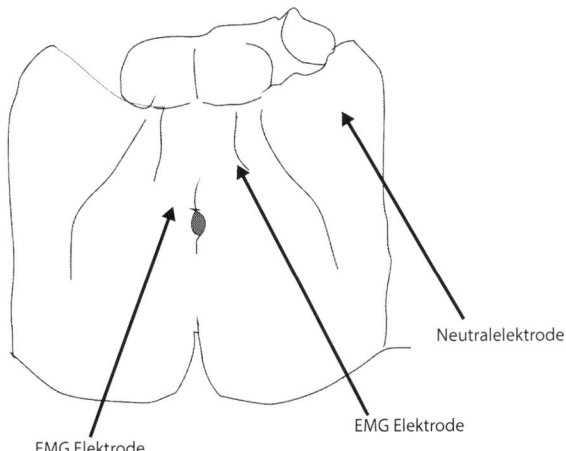

Abb. 11.4: Platzierung der EMG-Elektroden beim Mann (eigene Darstellung)

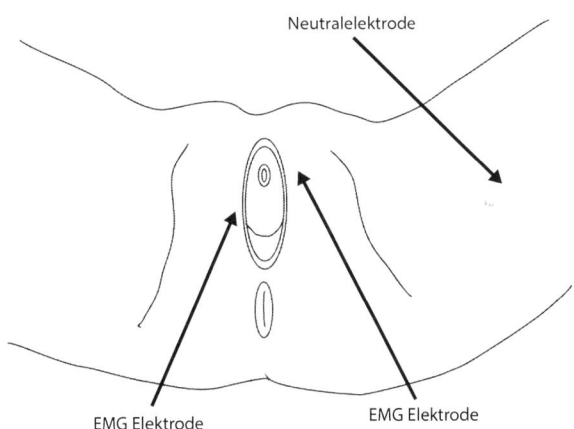

Abb. 11.5: Platzierung der EMG-Elektroden bei der Frau (eigene Darstellung)

Alle Katheter und Elektroden werden an das Urodynamikgerät angeschlossen und kalibriert, d. h., die Druckelemente werden standardisiert auf die Höhe des oberen Beckenkamms ausgerichtet, zur Atmosphäre (Raumluft) hin geöffnet und zum Patienten hin geschlossen. Über das Urodynamikgerät wird nun ein Nullabgleich vom Druck in der Blase (P_{ves}) und dem Druck im Abdomen (P_{abd}) durchgeführt. Der Nullabgleich wird nur einmal vor Beginn der Messung durchgeführt!

Wird der Nullabgleich zur Atmosphäre nicht korrekt durchgeführt, wird in allen Kanälen auf 0 cm/ H_2O gemessen, dies gilt es zu vermeiden.

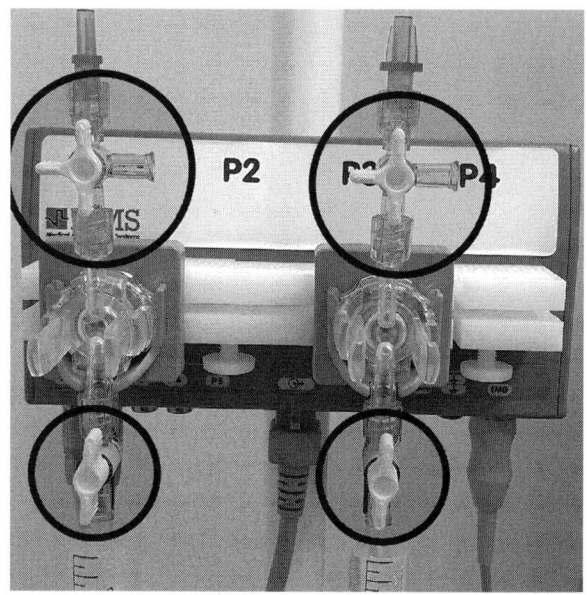

Abb. 11.6: Nullabgleich 1 (eigene Aufnahme, F. Ott)

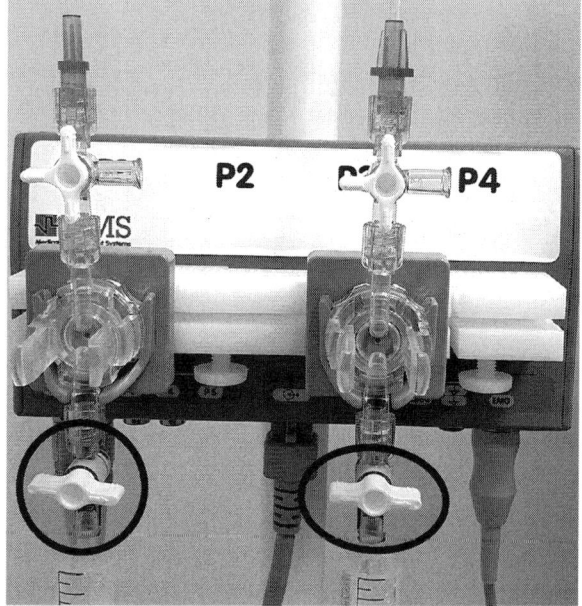

Abb. 11.7: Nullabgleich 2 (eigene Aufnahme, F. Ott)

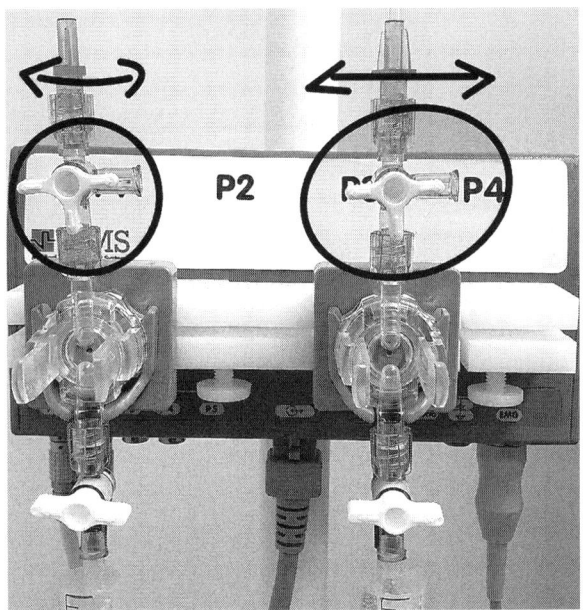

Abb. 11.8: Nullabgleich 3 (eigene Aufnahme, F. Ott)

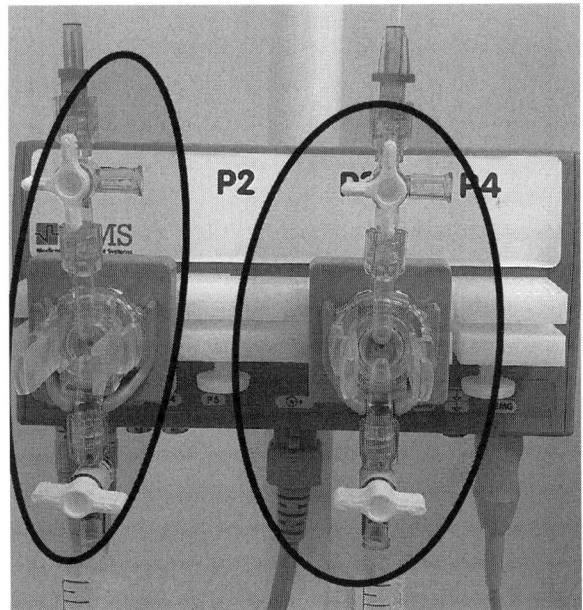

Abb. 11.9: Nullabgleich 4 (eigene Aufnahme, F. Ott)

Drücke werden in physikalisch unterschiedlichen Räumen gemessen. In der mit Flüssigkeit gefüllten Blase sind die physikalischen Bedingungen klar definiert. Im

Rektum oder einer Harnröhre sind die Messbedingungen komplexer, die hierfür nötigen Formeln berechnet das Urodynamikgerät. Es ist ein häufiges Vorgehen, die innenliegenden Katheter nach der Platzierung und Verbindung auf null zu setzen. Dies führt jedoch zu Druckwerten, die nicht mehr vergleichbar sind. Es kann zu Fehlmessungen von bis zu 50 cm/H_2O kommen (vgl. Schultz-Lampel et al., 2022).

Wichtig ist hier auch die Referenzhöhe (der hydrostatische Druck gemessen in cm Wassersäule). Diese befindet sich immer in Höhe Oberkante der Symphyse zu den Druckabnehmern. Die Werte von P_{Ves} und P_{Abd} sind nur vergleichbar, nach Abgleich bei entsprechender Referenzhöhe. Sollte der Patient sich in der Position verändern, hat dies nur Auswirkung auf P_{Ves} und P_{Abd}, der Dertusordruck bleibt gleich.

Die Blase wird nun über den intravesikalen Katheter mit einer körperwarmen NaCl-Lösung mit physiologischer Geschwindigkeit gefüllt.

11.3 Mögliche Fehlerquellen

11.3.1 Flache, starre Kurve

Wenn Werte wie P_{ves} und P_{abd} nicht richtig angezeigt werden, oder ein Hustenstoß nicht dargestellt wird, liegt der Fehler an anderer Stelle – z. B., wenn die Katheterspitze in einer Schleimhautfalte liegt oder das Druckelement oder Schlauchsystem nicht richtig entlüftet oder konnektiert wurde.

Bei Laborie® müssen die Druckelemente auf einen Druckabnehmer angebracht und angeklickt werden, ist dies nicht richtig passiert, wird der Druck nicht weitergegeben und man sieht eine flache, gerade Linie.

P_{ves} und P_{abd} könnten auch vertauscht an den Patienten angebracht worden sein. Hier wird dann das Messergebnis vertauscht angezeigt.

Gerne wird auch vergessen, den Messbecher für den Uroflow darunter zustellen. Nachträgliches Hinstellen führt zu Artefakten in der Messung.

11.3.2 Urinverlust direkt mit Beginn der Messung

Dies kann durch ein leichtes herausrutschen des Blasenkatheters verursacht worden sein. In diesem Fall ist das Füllauge, es liegt 5 cm hinter dem Messauge, an der Spitze aus der Urethra herausgepresst worden. Hier muss der Katheter repositioniert und besser fixiert werden.

Es kann auch eine funktionelle Ursache zugrunde liegen, wie bspw. eine Harnröhren-Scheiden-Fistel. Dies sollte allerdings in Voruntersuchungen schon festgestellt worden sein.

11.3 Mögliche Fehlerquellen

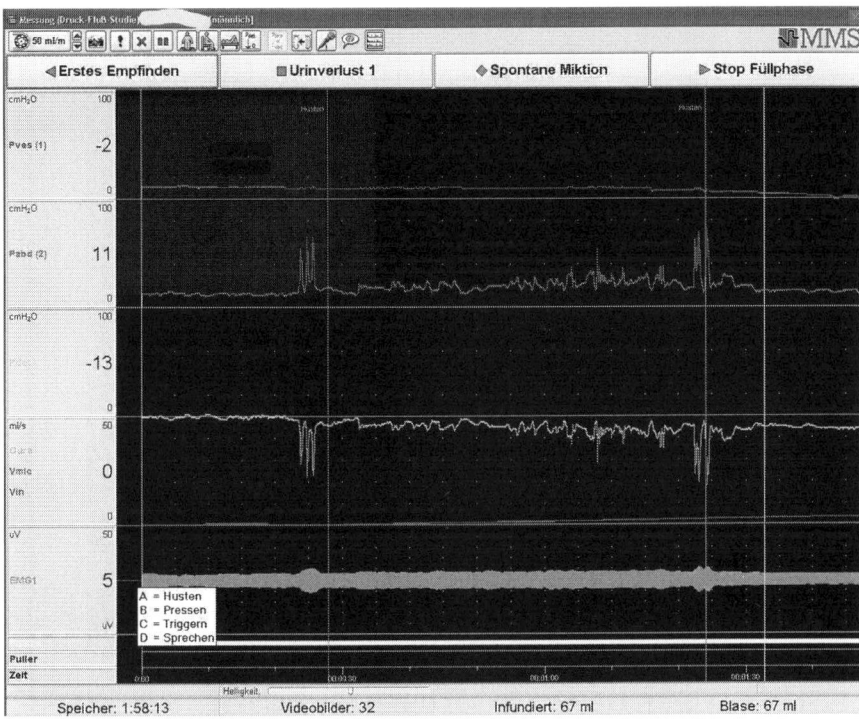

Abb. 11.10: Messung bei anliegendem Katheter und Darstellung der Veränderung der Kurve bei Husten (eigene Aufnahme)

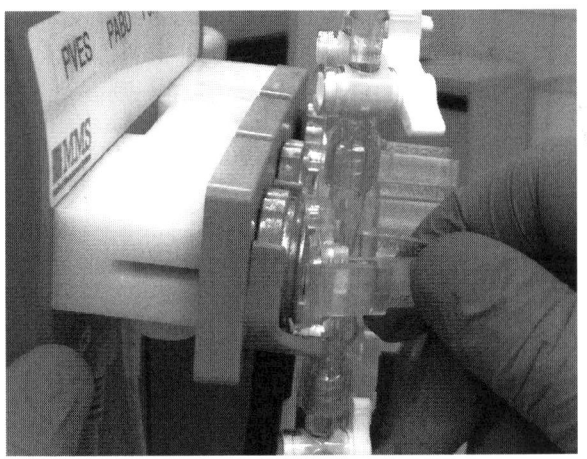

Abb. 11.11: Druckelement falsch angebracht (eigene Aufnahme)

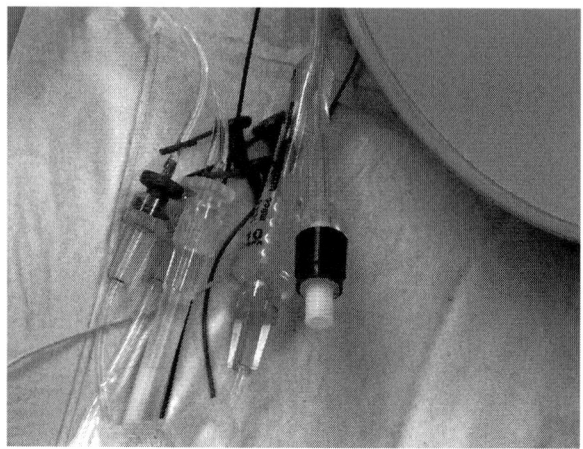

Abb. 11.12: Falsch angeschlossen (eigene Aufnahme)

11.3.3 Pumpenschlauch

Da der Zulauf-Schlauch keine Fixierung hat, kann er auch falsch, entgegen der Füllrichtung eingelegt werden. Dies merkt der Anwender, wenn

a) es in der Infusion gelb wird,
b) der Patient nach 30 min. Füllung immer noch keine Flüssigkeit in der Blase hat oder
c) ein »schmatzendes« Geräusch auf einen Fehler hindeutet.

Die Lösung ist einfach: Den Schlauch korrekt einlegen und die Messung wiederholen.

Bei einer Videourodynamik erfolgt die Füllung mit einem Gemisch aus 0,9 % NaCl-Lösung und beigefügtem Kontrastmittel.

> Ein NaCl-Kontrastmittel-Gemisch hat eine höhere Viskosität als Urin. Bei Urodynamikgeräten der neueren Generation wird dies bei Einstellung »Videourodynamik« berücksichtigt und beim Uroflow entsprechend berechnet.
> Eine Formel hilft als grobe Orientierung zur Errechnung der Füllgeschwindigkeit:
>
> - Kilogramm Körpergewicht dividiert durch vier ergibt die Füllrate in ml/min. Beispiel: 100 KG : 4 = 25 ml/min.
>
> Die Formel muss bei Kindern und adipösen Patienten angepasst werden.

11.4 Die drei Phasen der Urodynamik

Diese entsprechen den physiologischen Phasen wie sie im Kapitel der Anatomie (▶ Kap. 8) bereits erklärt wurden.
Die Durchführung der Urodynamik wird aufgeteilt und in der Auswertung entsprechend bewertet:

- Füllphase,
- Speicherphase,
- Entleerungsphase.

11.5 Reihenfolge der Durchführung

Darauf achten, dass die Druckelemente auf Höhe des oberen Beckenkamms ausgerichtet sind!

- Die Druckelemente werden nach Anschluss an den Katheter sanft angespült, um jegliche Restluft an den Konnektionsstellen zu entfernen, da diese dämpfend auf die Kurve wirkt und die Werte verfälscht.
- Die Druckelemente am 3-Wege-Hahn zum Patienten hin schließen/öffnen. Zur Atmosphäre bzw. zum Raum einen Nullabgleich am Urodynamikgerät durchführen – jedes System ist hier ein wenig anders in der Software!
- Den Patienten bitten, einmal zu husten, um die richtige Lage der beiden Katheter zu bestätigen. Der Ausschlag beider Kurven (P_{ves} und P_{abd}) muss hier in gleicher Höhe erfolgen, der Detrusor gleicht dies aus und bleibt flach.
- Start der Messung bzw. Aufzeichnung.
- Der Patient muss noch einmal husten, um die Lage des Katheters zu kontrollieren und diese mit aufzuzeichnen.
- Dokumentieren
  - Füll-, Speicher-, Entleerungsphase.
  - Die erste Wahrnehmung von Harndrang, welche durch Ablenkung wieder vergeht.
  - Der erste stärkere Harndrang, der trotz Ablenkung nicht vergeht.
  - Normaler Harndrang, der den Patient überlegen lässt, wo sich die nächste Toilette befindet.
  - Starker, nicht auszuhaltender Harndrang, bei dem der Patient z. B. im Theater, 20 Min. vor der Pause, aufstehen würde, um auf die Toilette zu gehen. Dies entspricht der maximalen Blasenkapazität.
    (Da die Patienten meist schon lange mit ihrem Problem leben, ist diese Aussage oft nicht absolut zu sehen und deshalb kann in der Regel immer noch etwas

mehr gefüllt werden. Das Verhalten des Patienten gibt den Ausschlag, aufzuhören.)
- Wasserlassen.

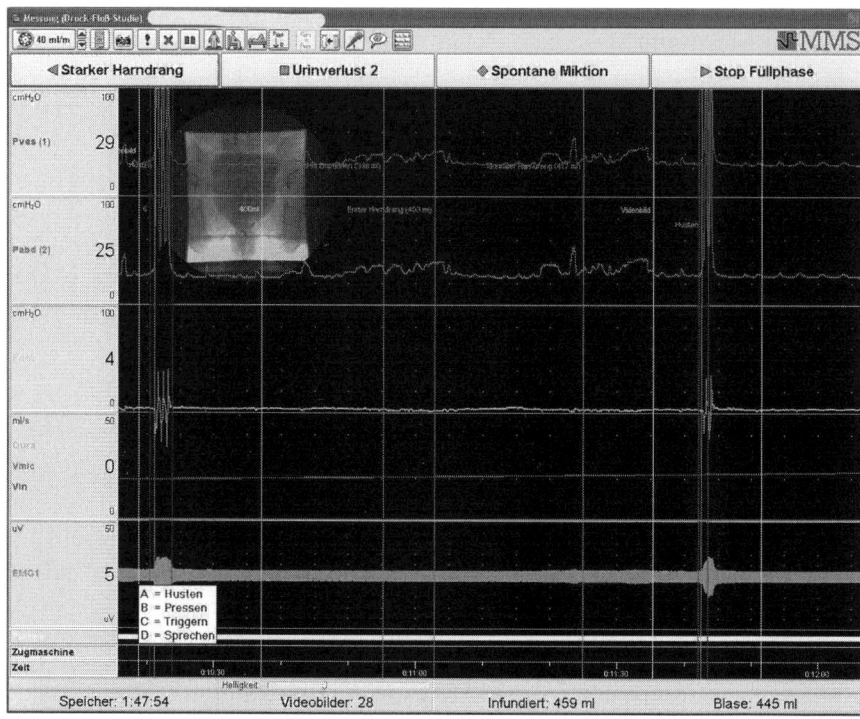

Abb. 11.13: Hustenstoß (eigene Abbildung)

 Das Füllvolumen während der Urodynamik sollte nach Addition von 10 % des höchsten Blasenvolumens (plus Restharn) im Miktionstagebuch, nicht überschritten werden (vgl. Schultz-Lampel et al., 2022)!

Der Patient muss während der 20–30 Minuten dauernden Füllphase jeden Harndrang ansagen.

Den Patienten während der Messung weiterhin jeweils nach ca. 100 ml Füllung 2–3-mal zum Husten auffordern, um evtl. Urinverlust zu dokumentieren und die Katheterlage zu kontrollieren.

Wenn die maximale Füllungsmenge erreicht ist, erneut husten lassen um festzustellen, ob der Patient unter Belastung Urin verliert oder eine unwillkürliche Detrusorkontraktion ausgelöst werden kann.

11.5 Reihenfolge der Durchführung

> Wenn der Uroflow nichts aufzeichnet, der Patient aber sagt, er hätte unter dem Husten Urin verloren, sollte eine Sichtkontrolle erfolgen.

Beim Erreichen der maximalen Blasenkapazität auf die exakte Markierung der »maximalen Blasenkapazität« achten, damit die Compliance der Blase korrekt errechnet werden kann. Wird dieser Marker gesetzt, stoppt in der Regel die Füllung, aber die Messung läuft weiter!

> Der Marker »Maximale Blasenkapazität« wird mit Beginn einer Detrusorkontraktion und/oder bei Urinverlust gesetzt.

> Nicht vergessen, Marker zur jeweiligen Information des Füllungszustandes zu setzen! Diese können, je nach Gerätesoftware, am Ende der Messung verschoben, verändert und gelöscht werden.

Der Patient wird aufgefordert, nun die Blase, wenn möglich vollständig, zu entleeren und sich dabei Zeit zu lassen!

Bei ausschließlicher Zystomanometrie ohne Röntgen (sitzend oder liegend) kann nach dem Erreichen der maximalen Blasenkapazität die Messung beendet, die Blase mittels spontaner Miktion oder Einmalkatheterisierung entleert und die Menge dokumentiert werden.

Nach der Spontanmiktion und Restharnkontrolle ist die erste Messung beendet.

> Laut Standard des Arbeitskreises Urologische Funktionsdiagnostik und Urologie der Frau sollten möglichst immer zwei Messungen durchgeführt werden!

Spontanmiktionen unter Messbedingungen fallen Patienten oft schwer, so dass sie nicht zustande kommen. Dann sollte im Ausschlussverfahren zuerst der Messkatheter entfernt und ein reines Flow-EMG durchgeführt werden. Ist die Spontanmiktion immer noch nicht möglich, wird der Rektalkatheter gezogen und es wird ein reines Flow-EMG ohne jeglichen Katheter durchgeführt. Als letzte Möglichkeit wird die reine Uroflowmetrie genutzt, die in einer separaten Toilette stattfindet. Dies führt meistens zum Erfolg. Dieses Vorgehen sollten immer in Absprache mit dem Arzt erfolgen.

11.6 Durchführung der Videourodynamik

Wenn die Notwendigkeit besteht, werden in den verschiedenen Füll-, Speicher- und Entleerungsphasen Röntgen- oder sogenannte Durchleuchtungsbilder gemacht (Videourodynamik).

Bei Verdacht auf eine neurogene Dysfunktion des unteren Harntraktes gilt die Videourodynamik als der »Goldstandard«.

Hierdurch entsteht eine Strahlenbelastung für den Patienten. Die Durchleuchtungszeit muss daher so niedrig wie möglich gehalten werden, gerade bei Kindern und jungen Menschen im gebärfähigen Alter. Der Untersucher sollte sich auf Hustentests und Miktionsphase beschränken, auch hier nur wenige Einzelbilder(vgl. Schultz-Lampel et al., 2022).

> Für die Assistenz von Röntgenuntersuchungen muss die durchführende Pflegeperson qualifiziert sein und den sogenannten »Röntgenschein« erworben haben. Dieser muss alle fünf Jahre erneuert werden. Alternativ führt ein Arzt mit entsprechenden Kenntnissen und Weiterbildung in Strahlenkunde die Untersuchung durch (▶ Kap. 2).

Bei maximaler Füllung wird der Patient aufgefordert, auf dem Untersuchungsstuhl (evtl. unter Röntgenkontrolle) Wasser zu lassen, bis er das Gefühl hat, dass die Blase komplett entleert ist (Zystouroflowmetrie).

11.7 Durchführung einer Zystomanometrie

Liegt der Patient und kann somit kein Uroflow gemessen werden, handelt es sich um eine Zystomanometrie. Diese zeigt, wann die maximale Blasenkapazität erreicht wurde.

Gemessen werden kann:

- die unwillkürliche Detrusorkontraktion,
- die maximale Blasenkapazität,
- der urodynamisch verifizierter Urinverlust bei Belastung
- oder durch Hyperaktivität der Blase unter Sichtkontrolle.

Nach der Miktion erfolgt eine Restharnkontrolle über eine Einmalkatheterisierung. Je nach Restharnmenge reicht oft auch eine Ultraschallkontrolle.

11.8 Durchführung des Harnröhrendruckprofils

Eventuell ergibt sich durch das Untersuchungsergebnis noch die Notwendigkeit, ein »Ruhe- und Stress-Profil« der Harnröhre durchzuführen. Prinzipiell wird ein Harnröhrendruckprofil bei Frauen durchgeführt, es ist aber auch beim Mann möglich, erfordert allerdings eine große Erfahrung. Das Urethradruckprofil beim Mann ist auf wenige Ausnahmen beschränkt, wie Belastungsinkontinenz nach Prostataoperationen oder wiederkehrende Inkontinenz nach Sphinkter-Implantation (vgl. ebd.). Hierfür wird die leere Blase nochmals mit ca. 200 ml Flüssigkeit gefüllt. Der Katheter wird dann in eine spezielle Rückzugsvorrichtung eingeklemmt, die Zugvorrichtung wird parallel zur Harnröhre ausgerichtet, um dann kontrolliert langsam (1–5 mm/sec) aus der Harnröhre gezogen zu werden. Dies geschieht einmal im Ruhezustand und einmal unter simulierter Belastung. Diese wird durch »stakkatoartigem« Husten auf Kommando erzeugt. Wichtig ist es, den Patienten zu informieren, dass die Rückzugsvorrichtung nicht mit ihm in Berührung kommt, da es gerade für weibliche Patienten erst einmal erschreckend ist, wenn das Instrument vor ihnen platziert wird.

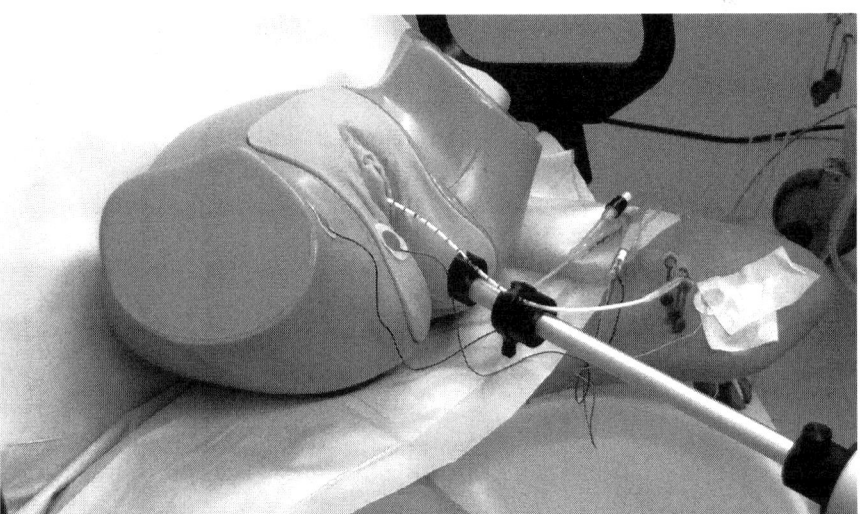

Abb. 11.14: Urethradruckprofil (eigene Abbildung)

Die Rückzugseinrichtung wird vor und nach jedem Patientengebrauch desinfiziert.

Den Katheter auf keinen Fall schon zu Beginn der Urodynamik in die Rückzugvorrichtung einbringen, da es hier zu Irritationen und Fehlmessungen kommt. Den Messkatheter immer mit Pflaster am Oberschenkel des Patienten

11 Der Urodynamik-Standard für Medizinisches Fachpersonal

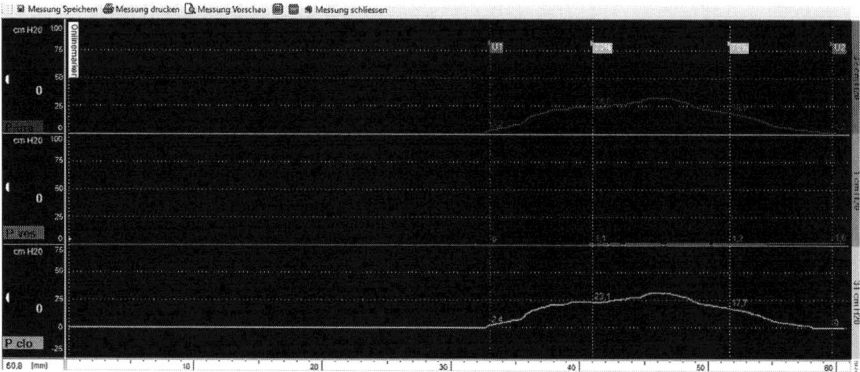

Abb. 11.15: Urethradruckprofil in Ruhe (tic-Medizintechnik)

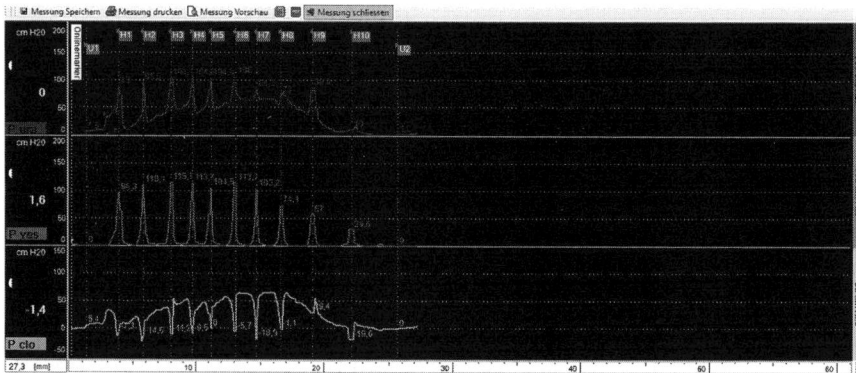

Abb. 11.16: Urethradruckprofil in Stress (tic-medizintechnik)

fixieren und eine Zugentlastung schaffen und das Urethradruckprofil am Ende durchführen.

11.9 Ende der Untersuchung

Die Untersuchung ist nach Abschluss der Messungen, Prüfung auf deren Verwertbarkeit, Dokumentation der Ergebnisse sowie der Entfernung aller Katheter und Elektroden beendet.

 Vor dem endgültigen Entfernen der Katheter muss der zuständige Arzt die Messung auf Verwertbarkeit prüfen.

Der Patient sollte darüber informiert werden, dass er sofort nach der urodynamischen Untersuchung reichlich (> 1 l) trinken soll, um einer möglichen Infektion durch die Manipulation mit den Kathetern vorzubeugen.

Eine antibiotische Prophylaxe wird heute nicht mehr routinemäßig als sinnvoll erachtet, sie wird allerdings im Einzelfall dennoch vom Arzt verordnet.

Der Patient wird informiert, dass ein leichtes Brennen beim Wasserlassen nach der Untersuchung völlig normal ist und rasch wieder vergeht. Falls Beschwerden, wie anhaltende Störungen beim Wasserlassen, Blutungen aus der Harnröhre, starke Schmerzen oder Fieber auftreten, muss der Patient umgehend seinen Urologen wieder konsultieren!

12 Besonderheiten bei urodynamischen Messungen

Thomas Engels

12.1 Suprapubischer Fistelkatheter

Bei Patienten mit permanenten suprapubischen Fistelkathetern (SPK, Bauchdeckenkathetern), kann eine orientierende Messung evtl. auch über den liegenden Katheter in der Fistel durchgeführt werden.

Hierfür muss ein Drei-Wege-Hahn zwischengeschaltet werden, da Füllung und Messung über einen Kanal gleichzeitig erfolgen. Die dadurch entstehenden Artefakte werden durch zwischenzeitliches kurzes Pausieren der Füllung ausgeglichen (▶ Kap. 13.1).

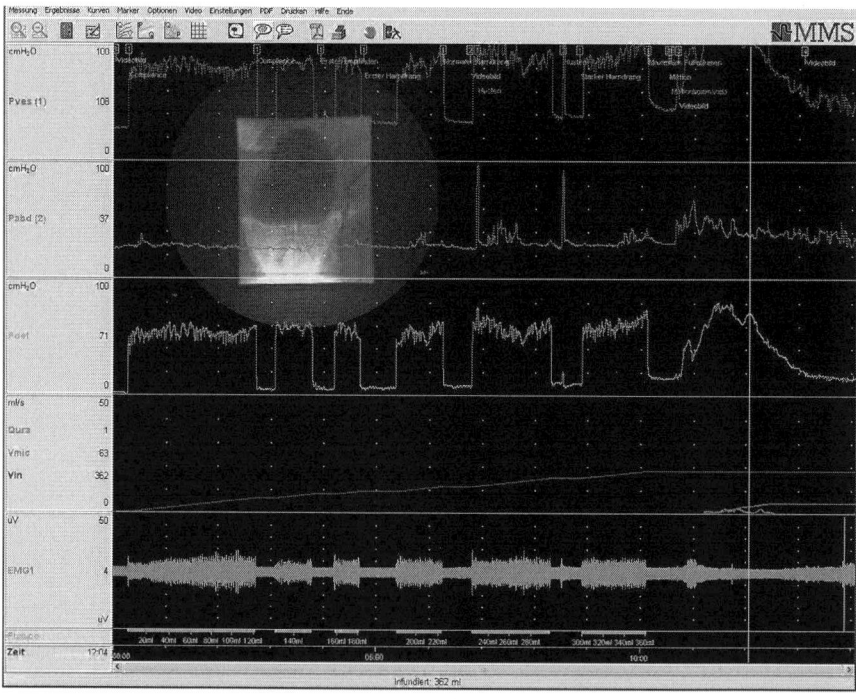

Abb. 12.1: Messung über SFK1 (Messung über SPK) (eigene Abbildung)

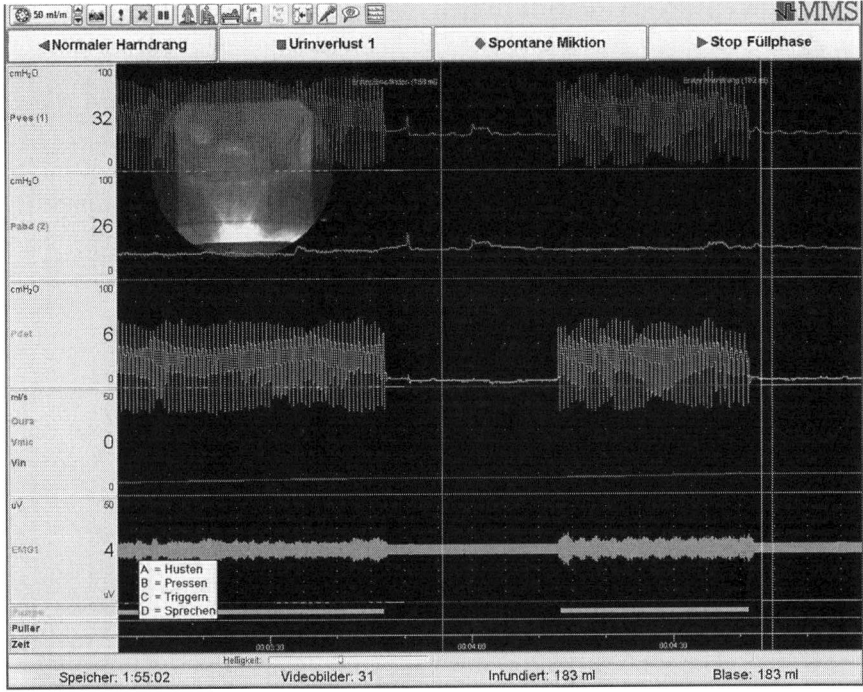

Abb. 12.2: Messung über SFK2 (Messung über SPK, Pausen) (eigene Abbildung)

12.2 Fehlendes Rektum, Colostoma

Bei Patienten nach Rektumamputation und Colostoma, wird der Patient im Vorfeld darüber aufgeklärt, dass er zur Messung nüchtern bleiben muss.

> Der gastrokolische Reflex ist eine Reizantwort des Dickdarmes, die bei einer Reizung des Magens auftritt. Durch den gastrokolischen Reflex kontrahiert der Dickdarm und der Dickdarminhalt wird in Richtung Enddarm vorgeschoben.

Je nach Art der Stoma-Anlage sollte evtl. am Abend vor der Untersuchung eine Darmspülung durchgeführt werden.

Die Einlage des Rektalkatheters muss sorgsam durchgeführt werden, evtl. reicht auch ein dünner Absaugschlauch oder eine Ernährungssonde aus, die nur wenige Zentimeter eingelegt wird.

Bei Frauen kann der Rektalkatheter auch in der Scheide eingelegt werden. Im hinteren Bereich entsprechen die Druckwerte denen einer rektal eingelegten Sonde.

12.3 Krankenbeobachtung

Kommt es bei Patienten ohne neurologische Fragestellung zu Kreislaufproblemen, werden die Vitalzeichen kontrolliert und entsprechende Erstmaßnahmen eingeleitet. Je nach Zustand des Patienten kann anschließend weiter gemessen werden. Bei Patienten mit einer neurologischen Blasenentleerungsstörung (Querschnittslähmung u.a.) sind die Kreislaufparameter oftmals die einzige Form der »Wahrnehmung« eines Blasengefühls. Eine kontinuierliche Kontrolle der Vitalzeichen ist bei diesen Patienten unerlässlich.

> Autonome Dysreflexie: Tritt eine massive Hypertonie auf, ist die Messung sofort abzubrechen und die Harnblase sofort zu entleeren, da es zu lebensbedrohlichen gesundheitlichen Auswirkungen kommen kann! Abtropfenlassen über den Urodynamik Katheter reicht hier nicht aus!

13 Provokationstests

Thomas Engels

Diese Tests werden durchgeführt, um neurogene Dysfunktionen des unteren Harntrakts oder andere Erkrankungen der Harnblase zu erkennen. Beispiele sind: der Eiswasser-Test bei neurogenen Störungen oder der Kaliumtest zur Diagnose einer interstitiellen Zystitis (vgl. Schultz-Lampel et al., 2022).

13.1 Eiswassertest

Nach Entleerung der Harnblase werden 500 ml kühlschrankkalte (4–8 Grad) NaCL-0,9%-Lösung mit 100 ml/min in die Blase infundiert. Die Geschwindigkeit ist wichtig, damit die Kochsalzlösung sich nicht zu schnell erwärmt! Gefüllt werden lediglich bis zu ca. 200 ml oder es tritt vorher eine Detrusorkontraktion auf. Bei einer Störung der neurologischen Weiterleitung werden Kälterezeptoren aktiviert, die zu einer Kontraktion des Blasenmuskels führen. Liegt keine Störung vor, wird der Patient in der Regel außer einem kurzen Kälteschauer nichts spüren.

Wenn während der gesamten Messung bis hin zur maximalen Blasenkapazität keine Detrusoraktivität zu sehen ist, wird eine zweite Messung gestartet. Wichtig ist, dass der Patient nicht über diesen Test aufgeklärt wird, um die entstehenden Symptome objektiv zu halten.

Ein objektivierbares Ergebnis ist aufgrund der in der Literatur aufgeführten Spannbreite nicht möglich: Folglich obliegt es der Interpretation des durch-führenden Urologen.

13.2 Kaliumchlorid-Test

Bis zur Diagnose »Interstitielle Zystitis« ist es für Patienten häufig ein langer Weg. Im Rahmen einer urodynamischen Untersuchung kann der Urologe bei dem Verdacht im Anschluss an eine Standardmessung diesen Provokationstest durchführen, um die Diagnose »Interstitielle Zystitis« zu festigen.

Die Blase wird vollständig entleert, da ein Medikament in die Blase instilliert wird. Darüber muss der Patient vorher informiert werden und sein Einverständnis dazu geben.

Der Beginn des Testes geschieht mit niedrig dosierter Kaliumkonzentration. Ist die Konzentration zu hoch gewählt, kann es zu starken Schmerzereignissen kommen.

Die Lösung wird in normaler Geschwindigkeit in die Blase infundiert, bei bestehender interstitieller Zystitis gilt der Test als positiv, wenn sich die zu erwartende maximale Blasenkapazität um 30 % reduziert. Auch bei geringer Kaliumkonzentration können Schmerzen auftreten, dann muss die Blase schnellstmöglich entleert werden.

> Die Tests dürfen immer nur mit vorheriger Absprache mit dem Arzt und entsprechender Anordnung durchgeführt werden!

14   Ruhe- und Stressprofil

Thomas Engels

Zum Ende einer Urodynamik wird nach vorheriger Absprache mit dem Arzt, meist bei Frauen, ein Urethradruckprofil durchgeführt. Hier wird die funktionelle Harnröhrenlänge, der Harnröhrenverschlußdruck sowie die Drucktransmission gemessen. Wichtig ist, sich an den Standard des »Arbeitskreises Urologische Funktionsdiagnostik und Urologie der Frau«[10] zu halten, um aussagefähige Werte zu bekommen!

Ist die Messung beendet, wird der Patient informiert, dass jetzt noch die Harnröhre untersucht bzw. vermessen wird. Der Katheter muss hierfür zweimal langsam mit einer Spezialvorrichtung aus der Harnröhre herausgezogen werden: einmal in Ruhe, das zweite Mal unter der Simulation von Belastung. Hierzu muss der Patient auf Anweisung stakkatoartig husten.

Den Patienten für diese Prozedur am besten in eine halbe Steinschnittlage bringen oder das Gesäß bis auf den Rand des Stuhles vorrücken lassen. Die Rückzugvorrichtung in Position bringen und ausrichten – ausgerichtet wird immer in Zugrichtung der Urethra. Den Katheter von seiner Position lösen, das Pflaster entfernen und in die Vorrichtung einklemmen. Hier ggf. auf die Längenmarkierungen auf dem Katheter achten und bedenken, dass die weibliche Harnröhre meist nicht länger als 5 cm ist.

Wichtig ist die Information an den Patienten, dass die Vorrichtung nicht mit ihm in Berührung kommt.

Die leere Blase muss wieder mit 100–200 ml NaCl 0,9 % gefüllt und ein erneuter Nullabgleich zur Atmosphäre muss durchgeführt werden. Eventuell muss der Katheter noch manuell positioniert werden, dafür ist ein Kontrollblick auf den Monitor wichtig, ob beide Werte, P_{ves} und P_{ura}, gleiche Werte anzeigen. Der P_{det} sollte +/- 0 sein. Gelingt dies nicht auf Anhieb, einfach beide Druckelemente noch einmal konsequent durchspülen, in der Regel löst sich der Katheter und schwimmt dann frei in der Blase.

Stimmen alle Voraussetzungen, erfolgt das Starten der Messung. Der Katheter wird standardisiert mit 2 ml/min perfundiert und mit möglichst 1 mm/s zurückgezogen (vgl. Schultz-Lampel et al., 2022).

Ruheprofil
Der Patient darf in dieser Zeit nicht reden! Steigt der P_{det} an, ist dies der erste Wert

---

10   Für weitere Informationen siehe hierzu auch: *Arbeitskreis Urologische Funktionsdiagnostik und Urologie der Frau der Akademie der Deutschen Gesellschaft für Urologie.* Zugriff am 03.02.2024 unter https://www.funktionelle-urologie.de/

und er in der Regel automatisch markiert. Fällt er in den Minusbereich ist die Messung beendet und wird vom Anwender gestoppt.

Stressprofil
Die Rückzugsautomatik wieder in Ausgangsstellung fahren lassen.

Den Patienten vorher informieren, dass der Katheter noch einmal eingelegt wird, oft muss der Katheter von Hand wieder neu positioniert werden.

Wenn alle Parameter wieder richtig eingestellt sind, kann die zweite Messung starten. Sobald der P_{det} ansteigt, den Patienten zum Husten auffordern (langsam, aber kräftig) bis der P_{det} massiv in den Minusbereich kommt, dann ist die Messung beendet.

Den zuständigen Arzt die Messung auf Verwertbarkeit prüfen lassen, alle Katheter und Elektroden entfernen, und dem Patienten die Möglichkeit anbieten, sich waschen zu können.

Im Anschluss sollte ein Abschlussgespräch mit dem Arzt stattfinden und der Patient wird informiert, dass er viel trinken soll, um die Harnwege gut zu spülen.

Im letzten Schritt werden die Kurven zur Dokumentation ausgedruckt und/oder an das interne EDV-System übergeben.

15 Urodynamik bei Kinder und Jugendlichen

Franziska Ott

15.1 Sensibilität der Kinder- und Jugendversorgung

Maria Montessori sagte: »Kinder sind keine kleinen Erwachsenen. Kinder sind Kinder«[11]. So haben Kinder und Jugendliche besondere Bedürfnisse und verdienen außerordentlichen Schutz.

Im Kindes- und Jugendalter ist alles noch in der Entwicklung und so hat 2021 das Bundeskabinett nach einer Gesetzesinitiative beschlossen, dass das Grundgesetz ergänzt werden soll, um die Rechte von Kindern und Jugendlichen im Artikel 6 Absatz 2 zu verankern. Die im Gesetzesentwurf genannte Berücksichtigung des Kindeswohls bedeutet auch, dass Kinder eine auf ihre Bedürfnisse speziell ausgerichtete medizinische Versorgung brauchen. Die Urodynamik ist eine invasive Untersuchung mit einer unphysiologischen Blasenfüllung und einem nicht physiologischen Füllmedium in einer Stresssituation. Sie fragen sich, was mit Stresssituation gemeint ist? Eine sehr gute und wichtige Frage!

Für eine Beantwortung brauchen wir eine Definition des Begriffs »Stress«. Hier nutze ich den Vorteil in einem interdisziplinären Team zu arbeiten und führte ein Interview mit unseren Psychologen durch.

Stress wird als körperliche und psychische Reaktion auf eine wahrgenommene Belastung durch Reize beschrieben. Es ist also eine Anpassungsmöglichkeit auf eine Gefahrensituation mit dem Ziel, die Körperfunktion zu stabilisieren und zu überleben. »Freeze, fight or flight« (Übers.: Kampf, Flucht und Erstarrung).

Das von Gert Kaluza (Kaluza, 2023) entwickelte Modell der Stressampel stellt ein Rahmenkonzept für Stressgeschehen dar. Die Entstehung von Stress erfolgt bei allen Menschen nach dem Schema Stressauslöser-Stressverstärker-Stressreaktion.

Richard S. Lazarus beschreibt in seinem Buch, dass jede Situation ein Stressauslöser sein kann, wenn die Person diese als herausfordernd erlebt und nicht unmittelbar weiß, wie sie mit ihr umgehen soll (Lazarus & Folkman, 1966).

In der Stressreaktion schüttet der Körper Hormone aus. Durch diese wird im Körper Energie freigesetzt, um für eine Reaktion vorbereitet zu sein. Anschließend klingt die Stressreaktion auf einen normalen Anspannungszustand ab.

Auf folgenden vier Ebenen spielt sich die Stressreaktion ab (▶ Tab. 15.1).

---

11 Montessori Freising. Montessori – heute. Zugriff am 16.12.2023 unter https://www.montessori-freising.de/Montessori-heute.

15 Urodynamik bei Kinder und Jugendlichen

Tab. 15.1: Stressreaktion

Ebene	Beschreibung
Geist – kognitiv	wahrnehmen, denken, erkenne, grübeln Selbstzweifel, Denkblockaden, Konzentrationsprobleme, Entscheidungsunfähigkeit
Gefühle – emotional	Ärger, Wut, Ängste, Panik, Beklemmungen, Unsicherheit/Verunsicherung, Nervosität, Ungeduld, Aggressivität, Reizbarkeit, Launenhaftigkeit, Traurigkeit, Sorgen, Gefühle von Überforderung
Körper – physisch	Zittern, Schwitzen, Herz-Kreislaufveränderungen, Muskelverspannungen, Magen-Darmstörungen, Kopf-, Nacken-, Rückenschmerzen, Schwindel, Schwäche, Müdigkeit, Schlafstörung, Infektanfälligkeit durch Schwächung des Immunsystems
Verhalten	Alle Verhaltensweisen, die wir durch den Stress ausgelöst zeigen.

Welche Erfahrung haben Sie gemacht? Ist eine Ebene bei Kindern- und Jugendlichen präsenter? Gibt es einen Unterschied zu den Angehörigen? Wie gehen sie mit diesen Stresssituationen um?

Subjektive Beobachtungen der Autorin deuten darauf hin, dass die Mehrzahl der Kinder und Jugendlichen und deren Angehörige ein Trauma erlebt oder miterlebt haben und sich in unterschiedlichsten Phasen der Traumabewältigung befinden. Je umfassender das Trauma und je geringer die Traumabewältigung, desto ausgeprägter ist die Stressreaktion.

Der Begriff Trauma stammt aus dem Griechischen und bedeutet »Verletzung, Wunde«. Es sagt nichts über die Entstehung dieser Wunde aus. Die Ursachen für ein Trauma können seelischer, mechanischer, physikalischer oder chemischer Natur sein. Bei einem Trauma wird das Stressreaktionssystem überfordert und die Erfahrung ist nicht mehr subjektiv bewältigbar. Ein traumatischer Prozess und eine Traumafolgereaktion werden ausgelöst.

So ist es nicht verwunderlich, dass wir im Alltag mit all diesen Emotionen konfrontiert werden und dann vor der Herausforderung stehen, eine aussagekräftige Urodynamik durchzuführen.

15.2 Umsetzung der Urodynamik bei Kindern und Jugendlichen

Während der Behandlung im Klinikalltag haben wir nur begrenzte Möglichkeiten, auf die Stressauslöser Einfluss zu nehmen. In den folgenden Abschnitten möchte ich Anregungen geben, wie es dennoch gelingen kann.

Dem Untersuchenden und alle Beteiligten sollte klar sein, dass eine Urodynamik viel mehr als nur eine Blasendruckmessung ist. Sie ist intensive und gemeinsame Zeit, bei der es nicht nur in der Messkurve Tiefen und Höhen gibt.

Währende der kompletten Behandlungsdauer, im Durchschnitt 90 bis120 Minuten, bietet sich oftmals neben der medizinischen Durchführung und Begleitung die Möglichkeit für offene und geschützte Gespräche. Einerseits über Sorgen, Ängste, Nöte, Konflikte, Streit, Ärger, Termine, Verpflichtungen, Zeitdruck, Diskriminierung, Mobbing, Leistungsdruck, Selbstwertgefühl oder Veränderung. Andererseits über Anerkennung, Lob, Motivation, Unterstützungen, Lösungsansätze, Entlastungsmöglichkeiten, Zuständigkeiten, Verantwortlichkeiten, Wachstum, Selbststärkung, Selbstheilung, Freizeitaktivitäten, Urlaub, Bewältigung, Information oder Enttabuisierung.

Worin liegt unser Potential und was können wir beeinflussen? Unser Potential ist die Menschlichkeit und folgende Details können und sollten wir mitgestalten.

15.2.1 Tipps zum Personal

Mit einer empathischen, vertrauensvollen, kontinuierlichen und fachlichen Begleitung kann es gelingen, die Versorgungqualität zu verbessern und den Urodynamikablauf angenehmer zu gestalten. Nur allzu oft werden die Anforderungen an den Untersuchenden unterschätzt, dabei ist hier ein wahrer Experte gefordert. Die notwendigen Fähigkeiten und Fertigkeiten in den Handlungskompetenzen müssen entwickelt und gefördert werden, da die Anforderungen an sie hoch sind.

Die Handlungskompetenzen der untersuchenden Person sind:

- Personalkompetenz
  - Selbstreflektion, Zielorientierung, Flexibilität, Verantwortlichkeit, Einsatzbereitschaft, Kreativität, Ausdauer, Motivation
- Aktivitäts- und Handlungskompetenz
  - Entscheidungsfähigkeit, Optimismus, Eigeninitiative, Entscheidungsfähigkeit
- Fach- und Methodenkompetenz
  - Wissenserwerb, Priorisierungsfähigkeit, Organisationsfähigkeit, Zeitmanagement, Strukturierung, Kenntnis von Zusammenhängen erkennen
- Sozial-kommunikative Kompetenz
  - Gewissenhaftigkeit, Wertschätzung und Empathie, Teamfähigkeit, Kooperationsbereitschaft, Kommunikationsstärke, Einfühlungsvermögen, Toleranz

Im Lateinischen heißt ein Sprichwort: »Niemand ist als Meister auf die Welt gekommen.« (Lat.: Nemo magister natus)

Da Aus-, Fort- und Weiterbildung in allen Kompetenzbereichen die Versorgungs- und Ergebnisqualität stärken, sollten Untersuchende Angebote zu Qualifikation erhalten und nutzen.

Die größte Chance bietet sich darin, Untersuchende zusätzlich zum reinen Prozess der Vorbereitung, Durchführung und Nachbereitung zu befähigen, damit sie

Auswirkungen, Zusammenhänge, Abweichungen, Fehlerquellen, Komplikationen oder auch Pathologien erkennen und einschätzen können.

Umfangreiche Kenntnisse über kindliche und oder patientenspezielle Anatomie sind Grundvoraussetzungen.

Prüfen Sie, bestmöglich im interdisziplinären Team, die Indikation zur Urodynamik und definieren Sie die präzise Fragestellung exakt. Legen Sie im Anschluss daran das individuelle Untersuchungsregime fest. Da eine ruhige und entspannte Atmosphäre mit Anwesenheit der Bezugsperson die Behandlung unterstützt, ist eine Ablaufplanung unerlässlich.

15.2.2 Tipps zur Terminvergabe

Diese Beispielfragen können Ihnen helfen den Termin bestmöglich zu koordinieren.

- Welche Anreise hat die Familie?
- Welche weiteren familiären oder beruflichen Verpflichtungen gibt es?
- Welches ist das Alter des Kindes oder des Jugendlichen?
- Wie sind die üblichen Schlafenszeiten bei Säuglingen und Kleinkindern?
- Gab es bereits eine Vorversorgung und wie wurde diese erlebt?
- Liegen Vorbefunde vor und wenn ja welche?
- Sind zusätzliche Untersuchungen oder Befundbesprechungen geplant?
- Welche Informationen sind zur Untersuchung und deren Vor- und Nachbereitung notwendig?
- Ist eine Sedierung oder gar Narkose nötig und was ist hierbei erforderlich?

15.2.3 Tipps zur Terminerinnerung

Da die Familien mit langen Wartezeiten konfrontiert sind und Kliniken effizient arbeiten müssen, ist eine Terminerinnerung ein wichtiges Tool. In welcher Form dies erfolgen kann, ist klinikabhängig.

Wir beziehen folgende Inhalte bei der Terminerinnerung ein:

- Datum, Uhrzeit und Örtlichkeit.
- Mitzubringen ist eine Verordnung von Krankenhausbehandlung (Einweisung) oder es ist eine Überweisung erforderlich, je nachdem ob eine tagesklinische oder ambulante Behandlung erfolgt, sowie die Versicherungskarte.
- Circa fünf Tage vor dem Termin sollte eine Urinkontrolle beim behandelnden Arzt erfolgen. Bei einem pathologischen Befund ist mit der antibiotischen Behandlung zu beginnen, da bei einer Harnwegsinfektion die Urodynamik nicht durchgeführt werden darf.
- Am Vorabend des Termins sollte eine Darmentleerung eingeleitet werden, da eine Obstipation das Platzieren des Rektalkatheters erschwert und ein gefülltes Rektum das Blasenvolumen beeinträchtigen kann.

- Bei vorhandener Intimbehaarung ist eine Kürzung oder Rasur sinnvoll, um die Klebeelektroden und Pflasterfixierungen anbringen und leichter lösen zu können.
- Ein über mindestens 48 Stunden geführtes Trink- und Miktionsprotokoll ist wünschenswert. Dies erleichtert die Einschätzung der zu erwartenden Blasenkapazität.
- Genügend zu Trinken und zu Essen sowie Beschäftigungsmaterial, Wechselwäsche, Inkontinenzmaterial und Katheter sollten zusätzlich bedacht und zum Untersuchungstermin mitgebracht werden.

15.2.4 Tipps für den Termintag

Eine erste Kontaktaufnahme mit Begrüßung der Kinder oder Jugendlichen und deren Bezugsperson sowie die Vorstellung der untersuchenden Person oder ggf. der mitbehandelnden Personen ist mehr als Plauderei. Das Miteinander gelingt oft besser, wenn bei einem netten Small Talk das Terrain sondiert wird und der Fokus auf die zwischenmenschliche Beziehung gelegt wird. So können Vertrauen aufgebaut, mögliche Gemeinsamkeiten festgestellt und eine Verbindung zu den betroffenen Menschen aufgebaut werden. Einstiegsfragen, Komplimente oder ein sympathisches Lächeln sind ideal zum Auflockern.

Beispiele für Einstiegsfragen sind:

- »Wie heißt dein Kuscheltier? Wo hast du dieses Shirt her? Welches Buch liest du gerade? Welchen Snack hast du heute mitgebracht? Was ist deine Lieblingsserie?«

Beispiele für Komplimente sind:

- »Ich mag an dir, dass… Ich bewundere dich dafür, dass… Besonders toll an dir finde ich, dass… Du hast dir ein Lob verdient, weil… Du gibst dir viel Mühe bei…«

Es folgt die Prüfung der mitgebrachten Unterlagen, die Erläuterung des weiteren Ablaufes und die Erledigung der Formalitäten.

Anschließende erfolgt die Begleitung in den vollständig vorbereiteten Untersuchungsraum und eine Erläuterung zur Untersuchungsliege, dem Untersuchungsstuhl, der Toilettenverkleinerung, dem Fußhocker, dem Untersuchungsgerät und zu den Untersuchungsmaterialien.

Zum Teil sind auch ein Erkunden, Probieren und Demonstrieren hilfreich.

15.2.5 Tipps zur Räumlichkeit

- Unerlässlich ist eine deutliche erkennbarer Raumbelegungsanzeige, die nicht nur »frei« und »besetzt« anzeigt, sondern auch verdeutlicht, dass ein Anklopfen und Abwarten notwendig sind.

- Die Intimsphäre gilt es zu wahren.
- Störungen sind grundsätzlich unerwünscht und Unruhe oder Unterbrechungen sollten vermieden werden.
- Wünschenswert ist ein ruhig gelegener Raum mit Fenster.
- Eine Regulierung der Raumtemperatur und der Lichtverhältnisse sollte, gerade bei Säuglings -und Kleinkinderversorgung, möglich sein.
- Die Deckengestaltung mit Bildern oder Mustern, die an die Natur angelehnt sind, haben einen großen Effekt.

Ein zu kleiner, aber auch ein zu großer Raum bringen Herausforderungen mit sich. Zu kleine Räumlichkeiten bieten nur eingeschränkten Platz für die erforderlichen Mobilitätshilfen, für Kinderwagen, Sitzmöglichkeiten, Begleitpersonen oder Bewegungsraum für den Untersuchenden. Ein zu großer Raum ist vielmals zu kalt oder zu geräuschverstärkend.

Nicht immer ist eine Raumgestaltung nach dem Konzept »Healing Environment« (von Eiff & von Eiff) möglich. Daher ist der eigenen Kreativität bei einer kind- und jugendgerechten Gestaltung kaum eine Grenze gesetzt, ob man nun Mobiles, Kuscheltiere, Spiele, Mal- und Bastelsachen, Knete ... oder freien WLAN-Zugang nutzt.

15.2.6 Tipps zum Anamnesegespräch

Das Anamnesegespräch mit Medikamentenanamnese (besonderes vor einer Erstuntersuchung, um Medikamente mit direkter oder indirekter anticholinerger Wirkung zu erkennen) wird mit der Bezugsperson und der zu untersuchenden Person durchgeführt.

Verständlicherweise ergeben sich hierbei manchmal Unterschiede in den Aussagen. So kann in der Dokumentation eine Kennzeichnung Selbst- oder Fremdeinschätzung hilfreich sein.

Erfasst werden Aussagen zum aktuellen Blasenmanagement wie Katheterismus, Art, Größe und Menge der Hilfsmittel, Katheterfrequenz, max. Katheterurinmenge, Infektionsprophylaxe, Blasenspülung, Harnwegsinfektionen und Aussagen zur Kontinenz oder Inkontinenz.

Weiterhin werden Aussagen zum Darmmanagement wie Stuhlkonsistenz, Irrigation, digitales Ausräumen, stuhlregulierende Maßnahmen, Entleerungsrhythmus, Entleerungsdauer und Aussagen zur Kontinenz oder Inkontinenz erfasst.

Basiswerte wie Größe, Gewicht, Blutdruck, Herzfrequenz und Kopfumfang bis zur vollständigen Verknöcherung der Schädelnähte werden gemessen.

Da eine Untersuchung bei vorliegender Harnwegsinfektion nicht durchgeführt werden darf, ist eine Urindiagnostik zwingend erforderlich.

Eine Verschlussurodynamik mittels Blasenballonkatheter, Ballonblockung und unter Zug erfolgt zur Abdichtung der Harnröhre oder der Vesicocutaneostomie bei geplanter Verschlussoperation der Harnröhre oder der Vesicocutaneostomie und muss entsprechend dokumentiert werden.

15.2.7 Tipps zur Durchführung

Einige Punkte sind bei der Durchführung bei Erwachsen gleich, aber dennoch anders.

- Vorbereitung aller benötigten Materialien und der Fülllösung, bevor alle den Untersuchungsraum betreten, einerseits um eine konzentrierte Vorbereitung für die untersuchende Person zu ermöglichen, und andererseits, um die zu untersuchende Person nicht zu verängstigen.
- Für die Messung wird eine körperwarme Flüssigkeit 0,9% NaCl verwendet. Erfolgt eine Videourodynamik, so wird körperwarmes Kontrastmittel 2:1 verwendet. Durch die Verwendung von kalter Flüssigkeit können Detrusorkontraktionen provoziert werden.
- Die Blase ist vor der Messung vollständig zu entleeren. Entweder via Spontanmiktion und Restharnkontrolle oder via Katheter.
- Es erfolgt die aseptische Einlage des meist zweilumigen Messkatheters in kindgerechter CH-Größe und die sofortige Fixierung nach Lagekontrolle.
- Die Einlage der Katheter kann auch selbständig oder durch die Bezugsperson unter Beachtung der Hygienevorschriften erfolgen.
- Bei anatomischen Auffälligkeiten erfolgt die aseptische Einlage des einlumigen Einmalkatheters mit Verbindungsstück wie Stufenkegeladapter oder geschlossener Fingertip mit Verschluss und 3-Wege-Hahn.

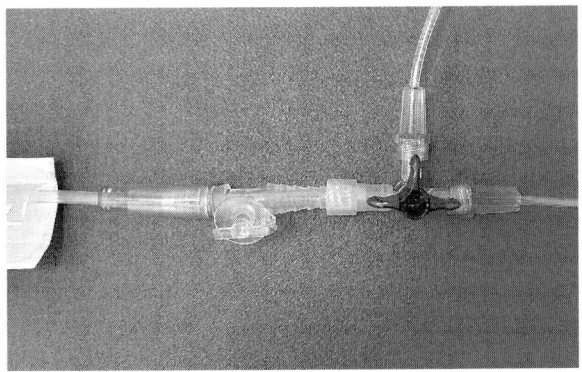

Abb. 15.1: 3-Wege-Hahn mit Fingertip (eigene Aufnahme)

- Das Einführen des Blasenkatheters findet unter Verwendung eines aseptischen Gleitgels wie beispielsweise Endosgel® statt. Das verabreichte Gleitgel öffnet die Harnröhre und senkt das Verletzungsrisiko.

Auf ein Gleitgel mit lokalanästhesierenden Eigenschaften, wie beispielsweise Instillagel®, sollte verzichtet werden, da es zu einer Störung der urethralen sensorischen Rückmeldung führen kann.

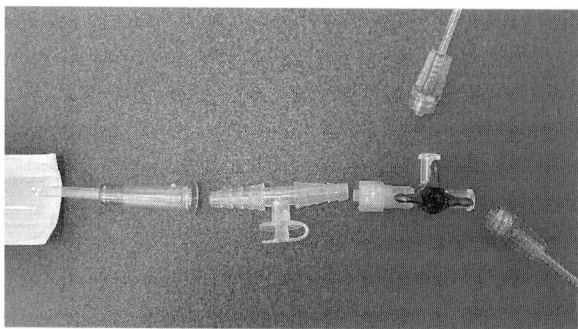

Abb. 15.2: 3-Wege-Hahn mit Fingertip (Einzelteile) (eigene Aufnahme)

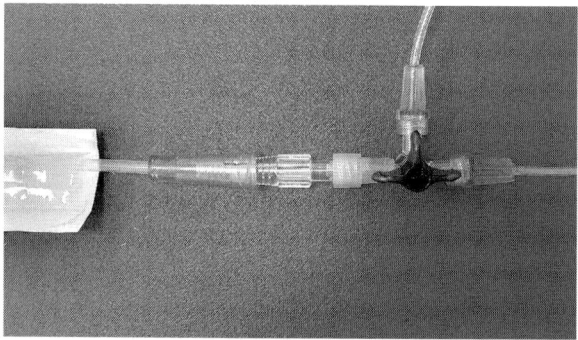

Abb. 15.3: 3-Wege-Hahn mit Stufenkegel (eigene Aufnahme)

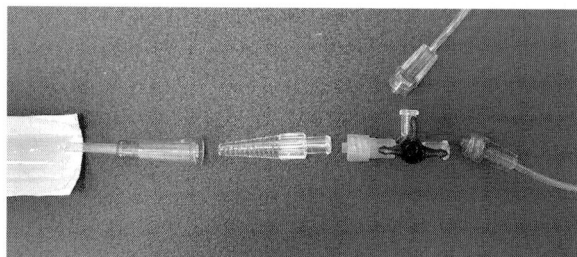

Abb. 15.4: 3-Wege-Hahn mit Stufenkegel (Einzelteile) (eigene Aufnahme)

- Grundsätzlich ist zu beachten, dass ein transurethraler Messkatheter den Miktionsdruck beeinflussen, eine Obstruktion der Harnröhre verursachen und eine verfrühte Miktion auslösen kann.
- Bei Notwendigkeit einer Sedierung oder Kurznarkose zur Kathetereinlage sollte die Urodynamik frühstens nach 4 bis 8 Stunden erfolgen, um Mess- und Interpretationsfehler zu vermeiden.
- Bei Notwendigkeit einer Anlage eines suprapubischer Messkatheters sollte die Urodynamik erst am Folgetag durchgeführt werden.

> Eine Durchführung unter Analgetika, Sedativa oder Narkotika ist nicht sinnvoll.

- Das Aufbringen der Elektroden folgt nach geltenden Statuten und Fixierung.
- Das Anbringen kann auch selbstständig oder durch die Bezugsperson unter Beachtung der Hygienevorschriften erfolgen.
- Die Einlage des gleitfähigen Rektalkatheters in das stuhlfreie Rektum und die direkte Fixierung nach Lagekontrolle kann auch selbstständig oder durch die Bezugsperson unter Beachtung der Hygienevorschriften erfolgen.
- Die Konnektion der Messkatheter kann direkt oder im Anschluss durchgeführt werden.
- Zwingend erforderlich ist die Einstellung der Druckaufnahmesysteme auf Symphysenhöhe und der Nullabgleich gegen den Atmosphärendruck.
- Die Messung verläuft möglichst sitzend mit EMG-Uroflowmetrie.
- Die Füllung im Kindes- und Jugendalter erfolgt immer nach vorheriger Berechnung der Füllgeschwindigkeit. Die Füllgeschwindigkeit ist abhängig von der erwarteten Blasenkapazität und dem Alter des Kindes.
  - Die Berechnung der altersentsprechenden erwarteten Blasenkapazität (Schultz-Lampel et al., 2022)
    Kapazität (ml) = [Alter (Jahre) +1] x 30 ml oder [Alter (Jahre) x30] + 30 ml
    Beispiel:
    [5 (Jahre) + 1] = 6 x 30 ml = 180 ml
    [5 (Jahre) x 30] = 150 + 30 ml = 180 ml
  - Die Berechnung der Füllrate (Schultz-Lampel et al., 2022)
    Füllrate (ml/min) = 5 bis 10 % der erwarteten Blasenkapazität oder erwartete Blasenkapazität dividiert mit 20 Minuten
    Fortführung des Beispiels
    (180 ml x 5 %) : 100 % = 9 ml/min
    180 ml : 20 min = 9 ml/min
- In der Regel sind aufgrund von Validität, Bewegungsartefakten und instabilen Detrusorkontraktionen während der Speicherphase bis zum 4. Lebensjahr (frühkindliche Reflexmiktion) zwei Messungen erforderlich.

Messparameter in der Füllungsphase sind: Blasensensorik, Detrusor-und Sphinkteraktivität, Abdominalaktivität, maximale Blasenkapazität, Compliance, Beckenbodenaktivität und Detrusor leak point pressure (DLPP).

Messparameter in der Entleerungsphase sind: Detrusordruckanstieg, Relaxation des externen Sphinkters und des Beckenbodens, Harnflussrate, entleertes Volumen und Restharn.

Tab. 15.2: Normwerte bei Kindern in der Urodynamik (modifiziert nach Schultz-Lampel & Schönberger, 2004a)

Untersuchungsaspekt	Werte
Füllungsphase	
Maximale Blasenkapazität	Alter x 30 + 30= ml
Restharn	≤ 10 % der max. Blasenkapazität
Erster Harndrang	> 60 % der max. Blasenkapazität
Intravesikaler Druck – sitzende Position	14 cmH$_2$O bis 24 cmH$_2$O
Detrusor P$_{det}$	Stabil, keine Detrusorkontraktionen
Abdominaldruck P$_{abd}$	Stabil
Beckenboden- EMG	Stabile Ruheaktivität, ggfs. vermehrte Aktivität bei voller Blase
Compliance	(> 25 ml/cmH$_2$O) abhängig von Alter- und Blasenkapazität
Radiologie	Glatt konfigurierte Blase, kein Reflux, kein DSD*
Entleerungsphase	
Harnflussrate	altersabhängig
Detrusor P$_{det}$	Deutliche Detrusorkontraktion > 20 cmH$_2$O
Beckenboden-EMG	Relaxation während Miktion
Radiologie	Kein Reflux, keine DSD*, kein Restharn
Miktionsdruck	< 75 cmH$_2$O

*Detrusor-Sphinkter-Dyssynergie

15.3 Indikationen der Urodynamik bei Kindern und Jugendlichen

Die Indikation für eine invasive weiterführende urologische Diagnostik wie die Urodynamik im Kindes- und Jugendalter sollte eng gestellt werden. Zuvor muss die Basisdiagnostik erfolgen.

Die folgende erweiterbare Aufzählung nennt Gründe, die die eine Durchführung einer Urodynamik rechtfertigen:

- Blasenfunktionsstörungen, neurogenbedingt, z. B.:
  - Spinale Dysraphie, Spina Bifida, Sakrallipom, Tethered-Cord-Syndrom, Kaudale Regressions-Sequenz, Syringozele, Sakralfehlbildungen, anorektale Malformation, Kloakenfehlbildung, tumoröse bzw. entzündliche Erkrankungen

der ZNS oder des peripheren Nervensystems, Rückenmarkstrauma, Rückenmarksinfektion, Detrusor-Sphinkter-Dyssynergie
- Blasenfunktionsstörung, wandstrukturbedingt, z. B.:
  - Blasenekstrophie, Harnröhrenklappen mit Klappenblase, Prune-Belly-Syndrom
- Blasenfunktionsstörung, nicht neurogenbedingt, z. B.:
  - Nichtneurogene neurogene Blase (Hinman-Blase)
  - Therapieresistente kindliche Harninkontinenz und Detrusor-Sphinkter-Dyskoordination
- Vor, während und nach einer medikamentösen Behandlung einer Blasenfunktionsstörung
- Vor und nach einer operativen Behandlung einer Blasenfunktionsstörung

Ergänzend, und aufgrund des Goldstandards wichtig, ist die folgende erweiterbare Aufzählung an Indikationen für eine kombinierte Videourodynamik.

- Beurteilung der Blasenkonfiguration
- Vesikoureteraler Reflux (VUR)
- Differenzierung einer fehlenden Relaxation des M. sphincter vesicae internus« (Detrusorblasenhalsdyskoordination) oder einer fehlenden Relaxation des M. sphincter urethrae »externus« (Detrusorsphinkterdyskoordination) (Stein et al., 2011)

15.4 Fallbeispiele Urodynamik bei Kindern und Jugendlichen

Mit den hier aufgeführten Beispielen möchte ich verdeutlichen, dass bei der Behandlung der neurogenen Blasen- und Sphinkterdysfunktion drei Therapieziele verfolgt werden und dabei die urodynamische Diagnostik unerlässlich ist. Oberste Priorität hat die Protektion bzw. Verbesserung der Nierenfunktion (durch DLLP < 30 cmH$_2$O, Vermeidung von Spitzendrücken und Steigerung der Blasenkapazität und Compliance), die Optimierung der Blasenentleerung und aus medizinischer Sicht die Therapie der Harninkontinenz.

Bei der Betrachtung der Fallbeispiele sollten Sie die Möglichkeit der Wiederholung nutzen, z. B. DLLP, erwartete Blasenkapazität oder Typen der Detrusor- und Sphinkterdysfunktion.

Die Behandlung und die Therapieziele wurden gemeinsam mit den Familien und unserem interdisziplinären Team entschieden.

1. Fallbeispiel

Männlicher Patient, geboren 2008 mit lumbosakralen Myelomeningozele, Hydrocephalus und Arnold-Chiari-Malformation. Erstvorstellung zur urologischen Diagnostik bei externer Vorbehandlung (▶ Tab. 15.3).

2. Fallbeispiel

Männlicher Patient, geboren 2012 mit Currarinosyndrom, anorektaler Malformation, präsakralem Teratom, dysplastischem Kreuz- und Steißbein und Epilepsie. Erstvorstellung zur urologischen Diagnostik bei externer Vorbehandlung (▶ Tab. 15.4). (*Urodynamik)

3. Fallbeispiel

Männlicher Patient, geboren 2022 mit posterioren Urethralklappen, Hydronephrose re III° und links IV°, Megaurether beidseits und Harntransportstörung. Erstvorstellung zur urologischen Diagnostik bei externer Vorbehandlung (▶ Tab. 15.5).

15.5 Fazit

Die Urodynamik ist der Goldstandard in der Diagnostik und Therapie einer neurogenen Blasen- und Sphinkterdysfunktion. Umso wichtiger ist es, Experte in der Durchführung zu werden und zu sein.

Dieser Beitrag hat zum Ziel, Sie zu ermuntern, mit Ihrer Tätigkeit die Gesundheit Ihrer Patienten zu erhalten und zu verbessern. Die Zukunft und die Lebensqualität der Kinder und Jugendlichen sind davon abhängig.

Seien Sie motiviert, morgen besser zu sein als heute, und seien Sie geduldig mit den kleinen Schritten für Ihr großes Vorhaben.

Johann Wolfgang von Goethe sagte: »Es ist nicht genug, zu wissen, man muss auch anwenden; es ist nicht genug zu wollen, man muss auch tun!«

Sie erinnern sich sicher noch an die unbeantwortete Frage aus der Einleitung? Meine Antwort möchte ich Ihnen nicht vorenthalten. Ja, ich teile die Begeisterung meiner Kursleitung für die Urologie und ich bin dankbar, meine Berufung ausüben zu können.

15.5 Fazit

Tab. 15.3: Untersuchungsergebnisse über die Jahre

Monat/Jahr	Max. Blasenkapazität ml	Urinverlust	Medikation mg	DLPP cmH2O	Katheterismus täglich	Darmmanagement	Typ Detrusor Sphinkter Dysfunktion	Operation/Komplikation	VUR
*06/2012	106	ständig	Oxy oral 2x2,5	34	empfohlen	empfohlen	3	-	-
*08/2012	220	ständig	Oxy oral 2x2,5	-	5	Movicol+ Lecicarbon	3	-	-
11/2012	-	ständig	Oxy oral 3x2,5	-	5	Movicol+ Lecicarbon	3	-	-
*07/2013	200	ständig	Oxy oral 3x2,5	39	5	Movicol+ Lecicarbon	3	+ MCU	nein
11/2014	-	ständig	Oxy oral 2x2,5 Oxy oral 3x2,5	-	4	Irrigation retrograd	3	Oxy und IK durch Eltern reduziert AMS800 empfohlen	-
*02/2015	282	ständig	Oxy oral 2,5–2,5–5	37	5	Irrigation	3	Verschlussurodynamik AMS800 Planung	-
*09/2015	430	ständig	Oxy oral 3x5	65	6	Irrigation	3	+MCU	nein
03/2016	-	-	-	-	-	-	-	Implantation AMS800	-
*05/2016	262	ständig	-	26	6	Irrigation	-	AMS800 Aktivierung	-
07/2016	-	häufig	Propiverin 15–5–15	-	6	Irrigation	-	Manschettenrevision Oxy NW	-

15 Urodynamik bei Kinder und Jugendlichen

Tab. 15.3: Untersuchungsergebnisse über die Jahre – Fortsetzung

Monat/Jahr	Max. Blasenkapazität ml	Urinverlust	Medikation mg	DLPP cmH2O	Katheterismus täglich	Darmmanagement	Typ Detrusor Sphinkter Dysfunktion	Operation/Komplikation	VUR
08/2016	-	-	-	-	-	Irrigation	-	AMS800 Aktivierung	-
*11/2016	220	häufig	Propiverin 15-5-15	35	6	Irrigation	4	Augmentation empfohlen	-
03/2017	-	häufig	Oxy intravesical 3x13	-	-	Irrigation	4	Propiverin NW	-
04/2017	-	-	-	-	-	-	4	Pyelonephritis	-
*05/2017	423	gering	3x13	42	6	Irrigation	4	+ MCU	nein
*12/2017	400	gering	3x16	44	6	Irrigation	4		-
*02/2019	332	gering	3x20	41	6	Irrigation	4		-
*12/2019	296		3x20	42	6	Irrigation	4		-
*07/2020	235		3x20		6	Irrigation	4	Botulinumtoxin A oder Augmentation empfohlen	-
*07/2021	507	gering	3x20	87		Irrigation	4	Augmentation empfohlen	nein
12/2021	-	-	-	-	-	-	4	Pyelonephritis Augmentation empfohlen AMS800 Deaktivierung	-

Tab. 15.3: Untersuchungsergebnisse über die Jahre – Fortsetzung

Monat/Jahr	Max. Blasenkapazität ml	Urinverlust	Medikation mg	DLPP cmH2O	Katheterismus täglich	Darmmanagement	Typ Detrusor Sphinkter Dysfunktion	Operation/Komplikation	VUR
*05/2022	395	gering	3x20	76	6	Irrigation	4	-	-
09/2022	-	-	-	-	-	-	-	Sigmaaugmentation Mitrofanoff Malone	re I°
12/2022	-	-	-	-	-	Irrigation antegrad	-	Aktivierung+ Blasenspülung tgl.	-
*06/2023	544	trocken	3x20	<30	5–6	Irrigation	Niederdrucksystem	-	-
*08/2023	668	trocken	3x10	<30	5–6	Irrigation	Niederdrucksystem	-	nein
								Nä. Kontrolle 03/2024	empfohlen

*Urodynamik

Tab. 15.4: Untersuchungsergebnisse über die Jahre

Monat/Jahr	Max. Blasenkapazität ml	Urinverlust	Anticholinergika mg	DLPP cmH2O	Katheterismus täglich	Darmmanagement	Typ Detrusor Sphinkter Dysfunktion	Operation/Komplikation/Änderung	VUR
2013	90	nass	nein	30–50	nein	Irrigation retrograd	3	SPK 2017–2013 Stakkatomiktion	-
*12/2018	128	nass	nein	52	nein	Irrigation	3	SPK zur UD Doxazosin 1x abends empfohlen IK empfohlen, IK nicht möglich	li I°
01/2019	-	nass	Oxy oral 3x2,5	-	5	Irrigation	3	Mitrofanoff Blasenspülung	li I°
02/2019	-	nass	Oxy oral 3x2,5	-	5	Irrigation	3	Mitrofanoff Aktivierung	li I°
*06/2019	151	nass	Propiverin 3x5	44	4	Irrigation	3	Oxy NW	li I°
*07/2020	223	nass	Propiverin 3x5	16	5	Irrigation	2	-	li I°
*05/2021	213	nass	Propiverin 3x5	32	5	Irrigation	2	-	li I°
*06/2022	205	nass	Propiverin 7,5–5–7,5	27	5	Irrigation	2	-	li I°
*10/2022	250	nass	Oxy intravesical	20	2	Irrigation	2	-	li I°

Tab. 15.4: Untersuchungsergebnisse über die Jahre – Fortsetzung

Monat/ Jahr	Max. Blasenkapazität ml	Urinverlust	Anticholinergika mg	DLPP cmH2O	Katheterismus täglich	Darmmanagement	Typ Detrusor Sphinkter Dysfunktion	Operation/Komplikation/Änderung	VUR
			10–0–10						
*04/2023	194	nass	10–10–10	29	5–6	Irrigation	2	-	li I°
*07/2023	160	nass	10–10–10	22	4–5	Irrigation	2	Blasenhalsunterspritzung geplant	li I°
10/2023	-	nass	10–0–10	-	5	Irrigation	2	Blasenhals- und Ostium-Unterspritzung	li I°

*Urodynamik

15 Urodynamik bei Kinder und Jugendlichen

Tab. 15.5: Untersuchungsergebnisse über die Jahre

Monat/ Jahr	Max. Blasenkapazität ml	Urinverlust	Anticholinergika mg	DLPP cmH2O	Katheterismus täglich	Darmmanagement	Typ Detrusor Sphinkter Dysfunktion	Operation/Komplikation/Änderung	VUR
07/2022	-	nass	-	-	-	-	-	Blasenwandhypertrophie Blasentrabekulierung Blasendivertikel Hydronephrose bds IV Megaurether bds NF re 3 % NF li 41 % Urethralklappenschlitzung Empfehlung Sober-Uretero-Cutaneostomie	Hochgradig rechts
09/2022	-	-	-	-	-	-	-	OP- Indikation Sober-Uretero-Cutaneostomie	Hochgradig rechts
10/2022	-	nass	-	-	-	-	-	Resturethral-Klappenschlitzung und Sober-Uretero-Cutaneostomie	Hochgradig rechts
03/2023	-	nass	-	-	-	-	-	Videourodynamik nicht möglich, da Katheterein-	Hochgradig rechts

15.5 Fazit

Tab. 15.5: Untersuchungsergebnisse über die Jahre – Fortsetzung

Monat/Jahr	Max. Blasenkapazität ml	Urinverlust	Anticholinergika mg	DLPP cmH2O	Katheterismus täglich	Darmmanagement	Typ Detrusor Sphinkter Dysfunktion	Operation/Komplikation/Änderung	VUR
								lage trotz Sedierung nicht gelingt	
10/2023	-	nass	-	-	-	-	-	Resturethral-Klappenschlitzung	Hochgradig rechts
*10/2023	89	nass	-	22	-	-	-	SPK-Anlage für die Videourodynamik	Hochgradig rechts
								Nä. Kontrolle 02/2024	

*Urodynamik

16 Urodynamik bei Kinder und Jugendlichen in Tanzania

Franziska Ott

16.1 Hintergrund

Jedes Jahr werden mehr als 350.000 (Kancherla et al., 2021) Kinder weltweit mit Spina bifida geboren, einem Rückenmarkdefekt, der meist mit einem Hydrocephalus einhergeht. Vergleicht man die Prävalenz, so liegt diese in Deutschland bei 1:1000 (Bremer et al., 2018) und in Tanzania bei 5:1000 (Henderson et al., 2020).

Für viele der betroffenen Familien bedeutet dies einen oft lebenslangen und steinigen Weg voller Hindernisse auf der Suche nach medizinischer Versorgung und sozialer Anerkennung.

Viele der Kinder werden abwegig von jeder möglichen medizinischen Behandlung geboren und sterben weit entfernt von der Klinik. Nur eine geringe Anzahl der Kinder werden ärztlich vorgestellt.

Doch selbst lebensrettende Operationen schützen nicht vor Folgekomplikationen wie Lähmungen der unteren Extremitäten, Blasen- und oder Darmfunktionsstörungen, Kontrakturen, Wunden, Infektionen oder sozialer Ausgrenzung und mangelnder Schulbildung durch den Ausschluss vom öffentlichen Leben. Eine Vielzahl der Familien brechen die Behandlung ab.

Nur eine lebenslange klinische Nachsorge, ein wirksames Kontinenzmanagement, Mobilitätshilfen und die Vermittlung von Kenntnissen ermöglichen es den jungen Patienten, erwachsen zu werden und sich auf eine Art und Weise sozial zu integrieren, die ihrem zukünftigen Leben angemessen ist.

2009 hat die Gründerin von Haydom-Friends e.V.[12], die Kinderärztin Dr. Theresa Harbauer, zusammen mit einem lokalen Team von Ärzten, Physiotherapeuten und Kinderkrankenschwestern und Krankenpflegern in einem ländlichen Krankenhaus, dem Haydom-Lutheran-Hospital in einer der ärmsten Gegenden Tanzanias, ein Programm ins Leben gerufen, dass nicht nur eine lebensrettende initiale Operation für diese Kinder sicherstellt und die medizinische Versorgung verbessert, sondern sie auch in ein lebenslanges Nachsorgeprogramm einbindet, dass sich um alle medizinischen und sozialen Aspekte ihres Lebens kümmert. Zunächst wurden sieben Familien betreut, inzwischen sind es mehr als hundert Kinder in der Nachsorge und jährlich werden es mehr.

Der 2011 gegründete Verein Haydom-Friends e.V., eine deutsche Non-Profit-Organisation, unterstützt und finanziert das Nachsorgeprogramm, generiert Geld-

---

12 Haydom-Friends e.V. Zugriff am 03.02.2024 unter https://haydom-friends.org/de/.

und Sachspenden für die Klinik und die Hilfsmittel, welche die Kinder und Familien im häuslichen Umfeld benötigen. Eine Krankenversicherung ist ein Privileg, welches sich nur wohlhabende Familien leisten können.

Man kann für circa 50 Euro einem Kind Material für eine einjährige Kontinenzbehandlung zur Verfügung stellen. Dies trägt dazu bei, dass die Blase druck- und restharnfrei entleert, ein vesicoureteraler Reflux und eine Hydronephrose vermieden werden kann. Somit wird der oberer Harntarkt geschützt und die Nierenfunktion erhalten oder verbessert.

Für circa 100 Euro kann ein lokal gefertigter Rollstuhl finanziert und einem Kind zur Verfügung gestellt werden. Die positiven Auswirkungen sind, dass die Kinder ihre Zeit nicht sitzend oder krabbelnd auf dem Boden verbringen oder getragen werden müssen und dass ein Schulbesuch möglich wird. Zudem entlastet dies die Familie im Rahmen der Mobilität und erhöht die Erwerbsfähigkeit.

Für circa 150 Euro kann eine korrigierende Klumpfuß-Operation bezahlt werden, mit der man verhindert, dass sich chronische Wunden an den Beinen und Füssen der Kinder bilden.

Da die Zahl der Kinder, die an dem Programm teilnehmen, ständig steigt, wird der Platz im Krankenhaus immer knapper. Schon jetzt mangelt es in der pädiatrischen Abteilung an Platz, um diese Kinder und ihre Familien während der Nachsorgewoche aufzunehmen.

Der Bedarf an einem besonderen Ort der Ruhe für Kinder und Familien wird immer größer. Die Idee des »House of Hope« ist entstanden. Haydom-Friends e.V. plant zusammen mit dem Haydomer Krankenhaus den Bau eines Rehabilitationshauses für die Kinder und ihre Familien. Es soll auch ein Ort sein, an dem diese Familien Ruhe finden und andere Eltern in der gleichen Situation und Kinder mit den gleichen Problemen Erfahrungen und Unterstützung austauschen können. Das Haus der Hoffnung soll Kapazität für 12 Familien haben, die dort temporär leben können. Es sollen täglich medizinische Kontrollen und auch Schulungen für die Eltern stattfinden. Zudem sollen die jungen Eltern in gemeinsamen Austausch treten und sich langfristig gemeinsam unterstützen.

Haydom-Friends e.V. und seine Unterstützer werden nicht ruhen, um diesen Traum wahr werden zu lassen. Wir stehen sicherlich noch ganz am Anfang einer langen, aber sicherlich sehr fruchtbaren und inspirierenden Reise. Wir freuen uns über jede Unterstützung und Hilfe, denn wir wissen, dass dieses Projekt viel zu groß ist, als dass wir es nur auf unseren Schultern tragen könnten. Wir sind auf externe Finanzierung und zusätzliche Sponsoren angewiesen, die sich unserer Reise anschließen und Teil unseres wunderbaren Teams werden.

> Vielen Dank und lasst uns alle unsere Kräfte bündeln, um die medizinische Versorgung dieser Kinder weiter zu verbessern und ihnen ein Zuhause zu geben, in dem sie sich willkommen, geschätzt und geliebt fühlen.

Seit mehreren Jahren bin ich nun ein sehr glücklicher Teil dieses Teams und bringe meine Erfahrungen, speziell aus dem Bereich der Urodynamik und Urotherapie, unermüdlich mit ein.

16 Urodynamik bei Kinder und Jugendlichen in Tanzania

 Beim Lesen der folgenden Schilderungen erinnern Sie sich bitte immer an die Aussage der Autorin:
»It's not wrong, it's just different!« und den ergänzenden Hinweis, dass Tanzania zwar eines der größten Entwicklungsländer Ostafrikas ist, aber auch zu den zehn ärmsten Staaten der Erde zählt. Die niedergeschriebenen Erfahrungen wurden persönlich im Haydom-Lutheran-Hospital gesammelt.

Wie auch in Deutschland bedeutet die Urodynamik in Tanzania eine Durchführung in einer Stresssituation, bei der eine unphysiologische Blasenfüllung mit einer unphysiologischen Flüssigkeit stattfindet. Die Untersuchungsergebnisse geben daher nur eine Orientierung, um die Blasenfunktionsstörung beurteilen und eine Therapie einleiten zu können.

Das oberste Ziel in der Behandlung der neurogenen Blasenfunktionsstörung ist die Protektion des oberen Harntrakts und die Verbesserung der Nierenfunktion, ebenso die Optimierung der Blasenentleerung, sodass dies druck- und restharnfrei stattfindet, und das Erreichen der sozialen Kontinenz.

Um eine kontinuierliche Behandlung sicherzustellen und Behandlungsabbrüche zu verhindern, wurde im Haydom-Lutheran-Hospital eine Nachsorgewoche für die Patienten mit Spina Bifida und Hydrocephalus implementiert. Diese wird zwei Mal im Jahr mit dem regionalen Team, Fr. Dr. Theresa Harbauer und der Autorin organisiert, durchgeführt und nachbereitet. Sie fragen sich, warum eine wöchentliche Sprechstunde nicht umsetzbar ist? Dann lesen Sie bitte weiter.

Im vorangegangenen Kapitel »Urodynamik bei Kindern und Jugendlichen« (▶ Kap. 15) hat die Autorin geschildert, wie Stress die Untersuchung beeinflussen kann. Die Stresssituation in Tanzania ist weitaus intensiver als in Deutschland.

Bereits die Terminierung fordert ein Umdenken. Die meisten Familien leben in ärmlichen und einfachsten Verhältnissen in weit abgelegenen Gegenden ohne intakte Infrastruktur.

Ein kurzer Anruf ohne vorhandenes Telefon ist schwierig, eine Mail ohne vorhandenen Laptop ist schwierig, ein Brief ohne die Fähigkeit zu lesen oder die Möglichkeit der Zustellung ist schwierig, ein Rundfunkaufruf im Radio oder Fernsehen ohne Gerät ist schwierig und natürlich nicht zielführend. Ein umfassendes und gepflegtes Netzwerk ist unerlässlich, um die Informationen zu den Familien leiten zu können. Nach unzähligen Kontaktaufnahmen gelingt es überwiegend den Termin für die Nachsorgewoche anzukündigen.

Welche Familie anreist und zu welchem Zeitpunkt, bleibt immer eine Überraschung. Erfreulicherweise reisen immer häufiger auch Familien an, die noch nicht im Nachsorgeprogramm eingebunden sind.

Die ersten Anreisen finden am Sonntag statt, viele folgen am Montag und Dienstag und vereinzelt erreichen die Familien die Klinik erst am Mittwoch oder am Donnerstag.

Sie empfinden die Anreisezeiten als ungewöhnlich? Ja, wir auch.

Jedoch kennen wir die Anreisemöglichkeiten, welche häufig davon abhängig sind, wieviele Tage die Familie der häuslichen Umgebung fernbleiben kann und welche finanziellen Mittel der Familie zur Verfügung stehen.

So reisen die Familien zu Fuß, per buchbarem Motorrad, per buchbarem Auto, per Minibus, per Bus oder per Land-Cruiser an.

Jede Aufnahme beginnt mit der vollständigen der Registrierung des Kindes und dessen Begleitpersonen.
Bereits erfasste Kinder haben einen sogenannten S.H.I.P.-Passport (Spina Bifida & Hydrocephalus Interdisciplinary Program Passport) dieser wird abgeglichen und ggf ergänzt. Zusätzlich werden die ersten Körpermaße wie Größe, Gewicht und Kopfumfang ermittelt. Ein separates Aufnahmezimmer steht in der Kinderklinik nicht zur Verfügung so werden in der Wartehalle kreisförmig einzelne Stationen aufgebaut, die die Familien der Reihenfolge nach durchlaufen müssen. Dies Stationen bestehen aus einem Tisch und ein paar Stühlen. So ist eine Station die Registrierungsstation, eine Station ist die Messstation und eine Station ist die Passportstation. Hier bedarf es höchster Achtsamkeit, um wirklich alle Kinder zu erfassen und natürlich auch, um Neuaufnahmen zu registrieren.

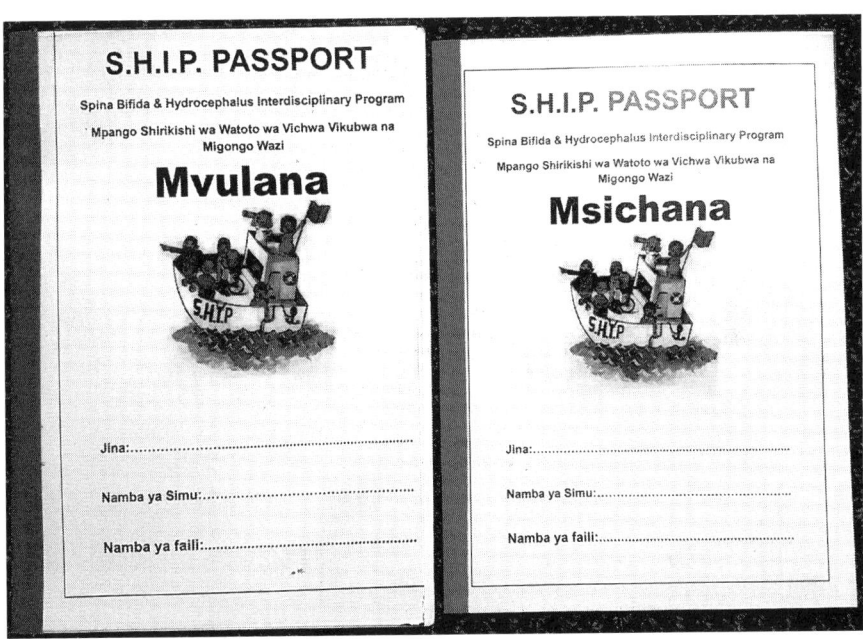

Abb. 16.1: S.H.I.P.-Passport

Nach der Registrierung findet eine ärztliche Aufnahme statt. Hierfür nutzen wir in der Regel das Arztzimmer der Kinderklinik gemeinsam, welches auch von den Dienstkollegen genutzt wird. Während der ärztlichen Aufnahme wird eine körperliche Untersuchung durchgeführt, inklusive einer Sonographie. Zusätzlich wird damit begonnen den Fragebogen (Questionaire CIC and Oxybutinin.pdf, ▶ Zusatzmaterial) auszufüllen und den Arztbericht im S.H.I.P.-Passport in stichpunktartiger Form mit den wichtigsten Details zu notieren.

Nach der ärztlichen Aufnahme werden nur Kinder und Jugendliche mit Spina Bifida (mit oder ohne Hydrocephalus) zur urotherapeutischen Behandlung, ein Zimmer weitergebracht. Kinder die einen Hydrocephalus ohne Spina Bifida haben werden nicht urotherapeutisch gesehen.

Über die Jahre hat es sich etabliert, dass für die Nachsorgewoche bestimmte Dinge vorbereitet und vorhanden sind:

- Vorhänge am Fenster zum Sichtschutz,
- ein Türschild zur Wahrung der Intimsphäre und zur Ermöglichung unserer Untersuchung (signalisiert, ob der Zutritt erlaubt oder nicht gestattet ist),
- eine leider eher unbequeme Untersuchungsliege,
- eine Ablagefläche für die zu verteilenden Materialien,
- eine Waschgelegenheit zur Umsetzung der Hygiene,
- große Mengen an gelitterten und markierten 0,5 l Plastikflaschen,
- Durchführungsmaterial für die urodynamische Messung,
- zwei bis drei Stühle für die Behandler und die Begleitpersonen,
- ein Schreibtisch zur Dokumentation,
- ein Materialschrank zur Lagerung und Sicherung der Materialien,
- eine Tafel/ein Board zur Übersichtsdokumentation,
- Schreibutensilien für die Dokumentation,
- Informationstafeln für Kinder, Jugendliche, Begleitpersonen und das Team sowie
- kindgerechte Dekoration, Ablenkungsutensilien und eine große Belohnungskiste.

Ein weiter Datenabgleich findet statt und der Fragebogen und der S.H.I.P.-Passport werden vollständig ausgefüllt und bleiben bis zur Abreise beim Team. Am Abreisetag findet die Materialausgabe, die S.H.I.P.-Passport-Ausgabe und die Verabschiedung der Familien statt.

An der Tafel/dem Board werden die Hauptkriterien in einer Übersichtstabelle erfasst. Notiert werden folgende Informationen aller Kinder, die eine urodynamische Messung erhalten haben (▶ Tab. 16.1).

Nicht selten weicht die Realität von der Planung ab, denn durchschnittlich werden 50 bis 70 Kinder in dieser Woche durch das interdisziplinäre Team, gemeinsam mit Fr. Dr. Harbauer und Fr. Ott, visitiert. Zeitgleich führen Fr. Dr. Harbauer und Fr. Ott die fortlaufende Ausbildung des Teams und neuer Teammitglieder durch.

Tab. 16.1: Informationstafel

Name	XY	XY	XY	XY	XY	XY	XY
Age month/years							
Bodyweight g/kg							
Bladdercapacity ml							
Bladdercapacity ml end							
Bladderpressur cmH$_2$O							
Cathetersize ch							
Catheterfrequency …x							
Oxybutynin mg/ml							
Continence dry/wet							
Bowel Washout yes/no							
Continence clean/not							
Wound yes, where/no							
Orthopedic yes/no							
Hydronephrosis yes/no							
Complication							

Das etablierte, regionale Team führt selbständig und hoch motiviert die Aufnahme, Anamnese und Behandlungen durch. Zudem fungieren sie als Dolmetscher und Berater für das Team. Um zu gewährleisten, dass wirklich alle Kinder und Familien gesehen und behandelt werden, findet an jedem Tagesende ein gemeinsamer Austausch und eine Auswertung statt. Ebenso wird der Behandlungsplan festgesetzt und während der Woche umgesetzt. Notwendige Operationen werden besprochen, geplant und zum Teil direkt durchgeführt. Am Ende der Woche werden die Ergebnisse zusammengefasst, reevaluiert und die Familie mit einer Handlungsempfehlung entlassen.

Alle Familien halten sich bis zum Abschluss der Woche in der Kinderklinik auf. Der reguläre Klinikbetrieb findet zusätzlich statt. Die Kinder und ihre Begleitpersonen sind in den Zimmern der Kinderklinik untergebracht. Für die Begleitpersonen fehlt es jedoch an Betten, sodass jeden Abend zusätzliche Matratzen ausgelegt werden. Die Begleitpersonen übernehmen die Grundversorgung der Kinder und Jugendlichen.

Während des Aufenthaltes finden Informationsvorträge und Workshops statt. Das Angebot sollen alle Familien wahrnehmen, sodass eine Versorgung im häuslichen Umfeld durchgeführt, sichergestellt oder verbessert werden kann.

Es werden Themen wie Hygiene, Katheterisierung, Irrigation, Verabreichung von Oxybutynin intravesical, Folsäureanwendung, Ernährung, Mobilität, Hautbeobachtung und Wundversorgung vermittelt.

Für und mit den Kindern und Jugendlichen finden Anleitungen in homogenen Gruppen oder einzeln statt. Ebenso gibt es Aktivitäten, die alle Kinder und Jugendlichen wahrnehmen sollten.

Besonders hervorzuheben ist hierbei der Mittwochnachmittag.
Angeboten wird, dass die Kinder und Jugendlichen ohne die Begleitpersonen kommen. Die Begleitpersonen können dann ihre freie Zeit für sich und den gemeinsamen Austausch nutzen. Jedoch ist das Event längst bekannt und beliebt und so nehmen häufig auch Begleitpersonen daran teil oder halten sich in der Nähe auf und erfreuen sich an dem bunten Treiben.

An diesem Nachmittag findet ein einzigartiges inklusives Mobilitatstraining statt. Die Kinder und Jugendlichen erlernen, üben und trainieren die Nutzung ihres Rollstuhles auf spielerische Art beim Wheelchair skating.

Engagierte Skater aus dem »Small Steps Skatepark« in Usa River unterstützen, begleiten und fördern dieses Projekt. Sie sind als Trainer, aber auch Ideengeber und Konstrukteure der Hindernisse ein weiterer Teil des Teams. Gemeinsam können alle nach ihren Möglichkeiten weitere Aktivitäten genießen und den Alltag vergessen. Neben Skateboard fahren, Basketball spielen, Fußball spielen, Musik hören, Tanzen, Malen, Basteln, Schminken, Seifenblasen machen, Bogen schießen, Reden und vor allem Lachen gibt es natürlich auch nicht alltägliches Essen und Trinken für das leibliche Wohl. Na klar, Süßigkeiten sind auch dabei.

16.2 Durchführung der Urodynamik

Im wünschenswerten Fall wird die Familie ins Zimmer gebracht, nachdem das Zimmer und die Materialien vorbereitet wurden. Nicht immer ist dieser Zustand aufgrund des hohen Aufkommens an Durchführung möglich. In der Regel findet ein fliegender Wechsel zwischen zwei Familie statt. Bevor eine Familie den Raum verlässt, sollten unbedingt alle Befunde erfasst sein. Zudem werden die notwendigen Versorgungsmaterialien ausgehändigt.

Ist die nächste Familie im Raum, so beginnt die Materialvorbereitung, die Anamnese, die Information über die Untersuchung und das Entkleiden des Kindes.

> Durch die oftmals auftretenden sprachlichen, intellektuellen und kulturellen Barrieren ist eine feinfühlige und sorgfältige Krankenbeobachtung ein essentieler Basisbestandteil der Versorgung. Erste Wahrnehmung werden wertfrei aufgenommen, notiert und ergänzende situationsspezifische Fragen respektvoll gestellt.

Achtsam schaut man zum Beispiel:

- Wie betritt das Kind und die Begleitperson den Raum?
- Wie ist das Verhalten im Raum?
- Wer begleitet das Kind?
- Wie ist die Verbindung zwischen dem Kind und der Begleitperson?
- Wie hilfsbedürftig oder selbständig ist das Kind?
- Welche Fortbewegungsmittel hat das Kind und in welchem Zustand sind diese?
- Welche Kontinenzhilfsmittel hat das Kind und wieviel?
- Gibt es Wund,- Urin- und oder Stuhlgeruch?
- Gibt es Urin und oder Stuhlveränderungen?
- Gibt es fehlende, nasse und oder verunreinigte Wäsche oder Kleidung?
- Gibt es Hautveränderungen wie zum Beispiel inkontinenzassozierte Dermatitis oder Wunden?
- Wie ist der Allgemeinzustand?
- Wie ist der Ernährungszustand und welche Ernährung steht zur Verfügung?
- Gibt es Kontrakturen oder Luxationen?
- Gibt es Auffälligkeiten im Verhalten, der Motorik, der Sprache oder vieles mehr?

Benötigtes Material:

- unbeschichteter Einmalkatheter
- Gleitmittel wie Gleitgel oder Sonnenblumenöl
- Gekürzter Infusionsschlauch mit angebrachter Skalierung mit 5 cm-Teilung, dieser dient als »Wassersäule« um cmH_2O ablesen zu können
- 3-Wege-Hahn
- mehrere Spritzen
- 0,9 % Kochsalz
- Messbehälter, meist eine ausgeliterte 0,5 l Plastikflasche mit angebrachter Skalierung mit 50 ml-Teilung
- Wasser, Stofftuch und bestmöglich Seife
- Handschuhe für den Untersucher, bestmöglich latexfrei

16 Urodynamik bei Kinder und Jugendlichen in Tanzania

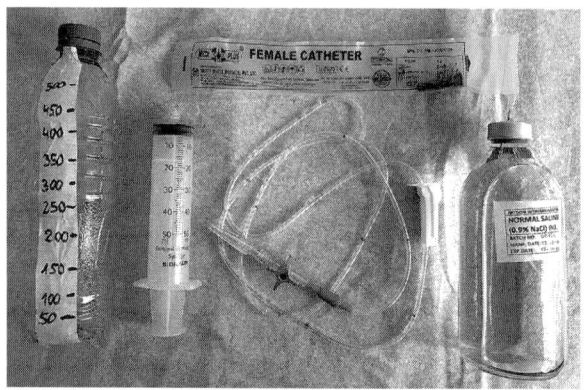

Abb. 16.2: Material Urodynamik bei Kindern und Jugendlichen

16.2.1 Umsetzung der Blasendruckmessung

Da die Durchführungsmöglichkeiten sehr eingeschränkt sind, liegt das Augenmerk zur Beurteilung der Blasenfunktionsstörung in der Ermittlung der Blasenkapazität und des Blasendrucks.

Hierbei wird die Untersuchung, nach einer in deutschland nicht mehr üblichen Methode, nach Frankl-Hochwart und Zuckerkandl (vgl. Schultz-Lampel et al., 2012) im Liegen durchgeführt.

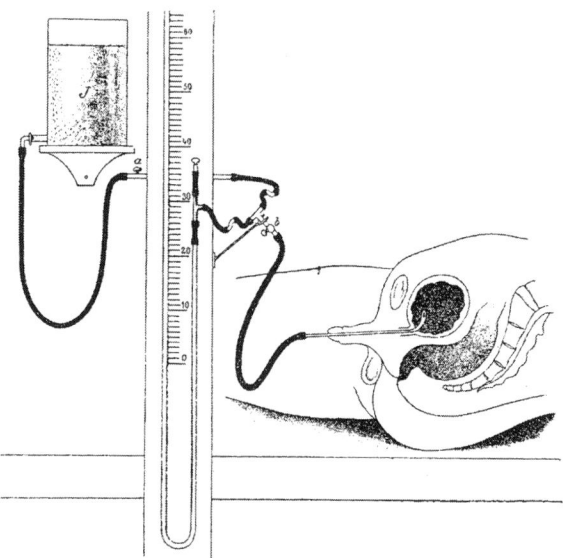

Abb. 16.3: Untersuchung im Liegen (Frankl-Hochwart & Zuckerkandl, 1899)

Als standardisierte Messeinheit bei der Urodynamik wird der Druck stets in Zentimeter Wassersäule (cmH$_2$O) angegeben. Unter Berücksichtigung der SI-Einheiten gilt somit:
1 cmH$_2$O = 98,07 Pa.
1 Pascal entspricht dem Gewicht von 100 Gramm gleichmäßig auf 1 m^2 verteiltem Sand.

Versuchsanordnung zur Messung des Intravesikaldruckes mittels eines Wassermanometers (Frankl-Hochwart u. Zuckerkandl, 1899 nach Schultz-Lampel et al., 2012):

- Die Blasenfüllung im Kindes- und Jugendalter erfolgt immer nach vorheriger Berechnung der erwarteten Blasenkapazität und dem Alter des Kindes.
- Die Berechnung der altersentsprechenden erwarteten Blasenkapazität (vgl. Schultz-Lampel et al., 2022):
  Kapazität (ml) = [Alter (Jahre) +1] x 30 ml oder [Alter (Jahre) x30] + 30 ml
  Beispiel:
  [5 (Jahre) + 1] = 6 x 30 ml = 180 ml
  [5 (Jahre) x 30] = 150 + 30 ml = 180 ml
- Vorbereitung aller benötigten Materialien und der Fülllösung.
- Durch die vorherrschende Temperatur ist die Fülllösung bereits körperwarm und somit ist das Risiko, Detrusorkontraktionen zu provozieren, minimal.
- Die saubere Einlage des Einmalkatheters in kindgerechter CH-Größe erfolgt, nachdem die Hände und der Intimbereich sorgfältig und bestmöglich mit Seife gewaschen und getrocknet sind und die Kathetergleitfähigkeit mit Gleitgel oder Sonnenblumenöl hergestellt ist.
- Nach der Lagekontrolle sofortig Fixierung des Katheters.
- Die Einlage der Katheter kann auch selbständig oder durch die Bezugsperson unter Beachtung der Hygieneempfehlungen erfolgen.
- Die Blase ist vor der Messung vollständig über den Katheter zu entleeren.
- Nun wird das Verbindungsstück zum Beispiel ein Stufenkegeladapter oder geschlossener Fingertip und der 3-Wege-Hahn auf den Katheterkonus aufgesetzt.
- Ein Anschluss des 3-Wege-Hahns wird mit dem Infusionsschlauch verbunden und geschlossen.
- Der zweite Anschluss des 3-Wege-Hahns wird mit einer entsprechend großen, mit 0,9% NaCl gefüllten, Spritze verbunden und geöffnet.
- Die Füllung der Blase erfolgt mittels der Spritzen per Hand in entsprechender Geschwindigkeit, sodass die Blasenfüllung ungefähr 20 Minuten dauert. Die Füllgeschwindigkeit ist entscheidend, um keine Detrusorkontraktionen zu provozieren.
- Situationsabhängig wird die Füllung unterbrochen, um den Druck, also die cm, in der »Wassersäule« abzulesen.
- Dazu wird der 3-Wege-Hahn horizontal zur Symphyse gehalten und so geschlossen, dass nur der Weg Blase-Katheter-Infusionsschlauch offen ist. Zeitgleich muss der Infusionsschlauch vollkommen ruhig und vertikal gehalten werden.
- Jetzt wird, an der »Wassersäule«, abgelesen bis zu welcher cm-Markierung die Fülllösung gedrückt wird. Dieser Wert wird notiert und die Füllung kann fort-

gesetzt werden, entweder bis die erwartetet Blasenkapazität erreicht ist, starker Harndrang verspürt wird, ein Urinverlust einsetzt oder der Druck über 40 cmH$_2$O beträgt.
- Während der gesamten Messung ist der Untersucher hochkonzentriert in der Kindsbeobachtung, da kein Instrument zur messbaren Beurteilung des abdominalen Druckes und der Beckenbodenaktivität vorhanden ist.
- Das Ergebnis der Blasenkapazität und des Druckes in Kombination mit Anamnese und Sonographiebefund ermöglichen eine Orientierung über die Blasenfunktionsstörung und infolgedessen kann die Behandlung entsprechend der Therapieziele begonnen, überprüft oder angepasst werden. Hierzu findet die Leitlinie Diagnostik und Therapie der neurogenen Blasenfunktionsstörung (vgl. Haensch et al., 2020) ihre, auf die vorhandenen Möglichkeiten, begrenzte Anwendung.

Nachbereitung:
Die erhobenen Befunde werden zusammengefasst und dokumentiert. Der Behandlungsweg wird dem Kind und der Begleitperson erläutert und mit der Umsetzung wird direkt begonnen.

Urotherapeutische Interventionen, das Katheterisieren und die medikamentöse Behandlung mit Oxybutynin stehen zur Verfügung; zudem werden die Komorbiditäten behandelt.

Ist die Begleitperson in der Lage ein reduziertes Miktionsprotokoll auszufüllen so wird dieses bis zum Abreisegespräch geführt.

16.3 Adaptieren der urotherapeutischen Ansätze

1. Die Beratung, Information und Schulung findet in einfacher Sprache unter Verwendung von Schaubildern und praktischen Einheiten während der ganzen Woche mit den Kindern und Jugendlichen und den Begleitpersonen statt.
2. Das Trinkverhalten und die Trinkmenge werden angepasst. Die 7-Becher-Regel findet Anwendung unter Verwendung von Piktogrammen und praktischer Veranschaulichung. Zu bedenken gilt es, dass Trinkwasser keine Selbstverständlichkeit ist und nur mit den vorhandenen Ressourcen behandelt werden kann.
3. Das Blasenmanagement mittels Katheter wird angeleitet, durchgeführt und überprüft. Die Intervalle sind abhängig von den häuslichen Gegebenheiten. Aufgrund der wirtschaftlichen und gesundheitspolitischen Situation steht zum Katheterisieren ein Einmalkatheter pro Monat zur Verfügung. Die Spritze und der Stufenkegeladapter für die medikamentöse Therapie werden ebenso aufbereitet. Intensiv wird über die Urinbeoachtung gesprochen und aufgeklärt um pathologische Abweichungen erkennen zu können.

4. Die medikamentöse Therapie mit Oxybutynin als das zur Verfügung stehende Mittel zur Behandlung der Detruserhyperaktivität konnte anfänglich gar nicht, dann in Kapselform und seit einigen Jahren nun auch als intravesicale Harnblaseninstillation im Haydom-Lutheran-Hospital angewendet werden. Es ist gemeinsam mit der Katheterisierung eine effektive und umsetzbare Methode die Detruserhyperaktivität und die Low-Compliance-Blase zu behandeln.
5. Das Darmmanagement wird hauptsächlich über ein Irrigationsprinzip mittels Schwerkraft mit Konus angeleitet, durchgeführt und überprüft. Das Schwerkraftsystem mit Konus wird ergänzend wie die Ernährung besprochen. Allerdings sind auch hier die finanziellen Mittel entscheidend über die Optionen der Anwendung und müssen auf regionale Lebensmittel angepasst werden. Intensiv wird über die Stuhlbeobachtung gesprochen und aufgeklärt, um pathologische Abweichungen erkennen zu können. Die Bristol-Stuhlformskala findet ebenso Anwendung.
6. Das Wundmanagement und die Hautpflege sind aufgrund der fehlenden Hilfsmittelversorgungen (Inkontinenzschutzmaterial, Orthesen, Schuhe, Rollstühle etc.) und die fehlenden orthopädischen Versorgungen eine Herausforderung. Ein Schwerpunkt liegt hier in der Beratung zur Prävention von Wunden, zur Hautbeobachtung und zur Hautpflege. Sind Wunden vorhanden, so finden Instruktionen zur Wundreinigung und Wundversorgung mit Honig statt. Moderne Wundversorgungsartikel wie in Deutschland finden keine Anwendung. Diese sind nicht vorhanden und die die Anwendung ist nicht bekannt.
7. Hygieneschulungen finden immer in Gruppen und Einzelsitzungen statt. Hierbei erfolgen angepasste Übungen zum Händewaschen, zur Intimpflege, zur Hautpflege, zur Aufbereitung, zur sauberen Verwendung und zur Verwahrung der Materialien.
8. Die Ernährungsberatung der Kinder, der Begleitpersonen, aber vor allem auch der Mütter, hat einen hohen Stellenwert. Informationen zur Folsäureaufnahme über Nahrungs- oder Arzneimittel werden unermüdlich kommuniziert und der Zusammenhang zur Vermeidung von Neuralrohrdefekten hervorgehoben. Ebenso sind Unter- und Mangelernährung alltäglich und bedürfen intensiver Aufklärung.
9. Die Mobilitätsförderung ist wie bereits erwähnt ein weiterer Schwerpunkt. Nicht nur zur sozialen Integration und Entlastung der Familie, sondern auch zur Vermeidung von Wunden und zur Verbesserung des Blasen- und oder Darmmanagementes. Auch hat diese Auswirkung auf die Hydrocephalustherapie, auf die Frakturprophylaxe und das Selbstbewusstsein der Kinder und Jugendlichen.
10. Der Austausch über Liebe und Sexualität wird angeboten und mehr und mehr zugelassen und angenommen. Dies liegt zum einen am kulturellen Hintergrund und zum anderen an dem jungen Programm, welches erst seit 2009 aufgebaut wurde. Die Kinder und Jugendlichen werden selbst geliebt, sie dürften leben und sich zu jungen Erwachsenen entwickeln. Es ist berührend, diese Entwicklung zu sehen und miterleben zu können. Wir sind stolz, dass die Anstrengungen, Bemühungen und Investitionen des gesamten Teams Früchte tragen.

Diese Redewendung ist an dieser Stelle nicht nur sinnbildlich, sondern auch vollumfänglich zutreffend. Ihren Ursprung findet man in der Bibel in Johannes 15,5. Hier erklärt Jesus: »...Wer in mir bleibt und in wem ich bleibe, der bringt reiche Frucht...«. Seit 2023 können wir unsere erste junge Frau in der Schwangerschaft, bis zur gesunden Geburt und im weiteren Muttersein begleiten.

16.4 Fazit

Die stetig steigende Zahl der Programmteilnehmer und die zunehmende Alterszahl bestätigen die Wirksamkeit dieses Programmes und die Notwendigkeit der angepassten orientierenden Blasendruckmessung. Um dies zu belegen, werden die Daten in einer Datenbank erfasst und in der Zukunft können die Ergebnisse vorgestellt werden.

Das seit 2009 angewandte Konzept »Train the Trainer« wird weiterhin genutzt und vertieft, sodass die selbständige Versorgung ganzjährig gesichert ist.

Die kontinuierliche Zusammenarbeit hat aus Kollegen Freunde werden lassen. Bedenken, Unsicherheiten und Hemmschwellen wurden abgebaut und zeitgleich wurde ein unerlässliches interdisziplinäres Team aufgebaut und gestärkt.

Angesichts der hohen Prävalenzzahlen und um eine flächendeckende Versorgung gewährleisten zu können, ist ein Ausbau solcher spezialisierten Zentren wie im Haydom-Lutheran-Hospital in ganz Tansania erforderlich. Ebenso wie die Etablierung der Prävention des Folsäuremangels.

Politische Aufklärungsarbeit ist also vielseitig zu leisten. Natürlich auch im Bereich der Einführung einer gesetzlichen Krankenversicherung oder die zukünftige unabhängige Finanzierung solcher Programme.

Die Autorin lädt Sie ein, sich der gemeinsamen Reise anzuschließen und bedankt sich für Ihr Lesen dieses Kapitels!

Ein afrikanisches Sprichwort sagt: »If you want to go fast, go alone. If you want to go far, go together.«

17 Urodynamik im Bereich Querschnittlähmung

Martin Krause

Jährlich erleiden in Deutschland circa 2000 Menschen eine Querschnittlähmung und müssen entsprechend ihrem Krankheitsbild in einem der spezialisierten Fachzentren behandelt werden.[13] Anhand dieser Fallzahlen kann erahnt werden, dass die Neuro-Urologie zwar in Bezug auf Querschnittlähmung nur eine kleine Fachrichtung ist, jedoch in ihrer Gewichtung eine der Hauptsäulen der Behandlung Betroffener darstellt. Sie ist nicht nur ein »Nice to have«, sondern sollte eigentlich in jedem Querschnittzentrum vorgehalten werden. Laut Empfehlung der Deutschen Gesetzlichen Unfallversicherung (DGUV) ist sogar die Videourodynamik ein zwingender Bestandteil der Behandlung Querschnittgelähmter (vgl. Deutsche Gesetzliche Unfallversicherung e.V., 2017).

Die Komplexität einer Querschnittlähmung definiert die Herausforderungen in diesem Fachbereich. Beim Vergleich betroffener Personen mit gleicher Lähmungshöhe hinsichtlich ihrer neurologischen Defizite, wird man feststellen, dass keine Person der anderen gleicht. Neben der Lähmungshöhe ist bedeutsam, ob eine komplette oder eine inkomplette Lähmung vorliegt. Daraus ergeben sich die unterschiedlichen Erscheinungsbilder.

Im Folgenden werden sowohl die Erstbehandlung als auch die lebenslange Nachsorge beschrieben.

17.1 Vorbereitung und Anforderungen

Die Gründe für das Auftreten einer Querschnittlähmung können vielfältig sein: ein Unfall, eine OP an der Wirbelsäule, ein Tumor, eine spinale Ischämie oder eine Entzündung.

Nach einigen Wochen in der Klinik neigt sich die spinale Schockphase, die erste Phase nach Eintreten der Querschnittslähmung, dem Ende zu und ist überwunden. Erst dann wird absehbar, in welcher Form sich die Lähmung auf die Blasenfunktion auswirken wird. Deshalb kann erst jetzt entschieden werden, welche therapeutischen Maßnahmen die Blasenfunktion benötigt.

---

13 Weitere Informationen finden Sie auf der Webseite Der-Querschnitt.de. Zugriff am 28.11. 2024 unter https://www.der-querschnitt.de

Dann beginnt der Zeitpunkt, in dem die individuelle Vorbereitung auf die neurourologische Rehabilitation eines frisch verletzten Querschnittgelähmten starten kann.

17.1.1 Vorbereitung

Nach AWMF-Leitlinie Neuro-urologischer Versorgung querschnittgelähmter Patienten sind folgende körperliche Untersuchungen von besonderer Bedeutung:

- Berührungs- und Schmerzempfinden
- Analer Sphinktertonus
- Sphinkter ani externus: Willkürliche Anspannungs- und Relaxationsfähigkeit
- Reflexe
  - Kremasterreflex: Bestreichen der Innenseite der Oberschenkel (L1–L2) Gewünschtes Ergebnis: Hoden zieht sich nach innen.
  - Bulbokavernosusreflex: Leichtes Kneifen der Glans bzw. Klitoris löst eine Kontraktion des Analsphinkters aus (S3–S4)
  - Analreflex: Ein Streichen über die perianale Haut führt zu Kontraktion des Analsphinkters.

Es ist außerdem zu empfehlen, dass zunächst eine Zystoskopie durchgeführt wird. Dazu bedarf es der umfassenden Aufklärung durch den zuständigen Urologen.

Am Vorabend der Untersuchung ist eine ausreichende Stuhlentleerung ratsam.

Auch das Vorliegen einer aktuellen Urinkultur ist von großem Vorteil, da die Untersuchung ein nicht unerhebliches Risiko einer schwerwiegenden Harnwegsinfektion birgt.

Wenn es aufgrund der Gesundheitssituation möglich und der Patient dazu bereit ist, kann nicht selten schon direkt nach der Untersuchung auf die bisher bestehende Dauerableitung verzichtet und der Patient zum Selbstkatheterismus angeleitet werden.

Die Zystoskopie dient dem behandelnden Urologen als erste Orientierung. Vorerkrankungen sowie Vorschädigungen können mit dieser Untersuchungsmethode ausgeschlossen und anatomische Besonderheiten im Bereich der Harnröhre und der Blase erfasst werden.

Auch hat es sich als vorteilhaft erwiesen, einen Eiswassertest durchzuführen. Bei dieser einfachen Form der Zystomanometrie werden 250 ml 3–4 Grad kalte, für diese Anwendung geeignete Flüssigkeit über ein Infusionssystem ohne Rückschlagventil freilaufend in die Blase gefüllt. Entwickelt sich im Verlauf eine Blasenspastik, steigt der Druck in der Blase an, überträgt sich auf das Infusionssystem und lässt, gemäß der hydraulischen Gesetzmäßigkeit, den Spiegel in der Tropfkammer des Infusionssystems ansteigen. Durch das Anheben oder Senken der Infusionsflasche lässt sich erahnen, wie viel Druck die Blase in etwa aufbaut. Dazu hält man zunächst die Tropfkammer auf Blasenniveau und hebt das System so lange an, bis der Spiegel nicht mehr steigt, also es wieder anfängt zu tropfen. Anhand der angezeigten Wassersäule kann gesehen werden, wie fähig die Blase ist, Druck aufzubauen. Diese Erkenntnis ist von Bedeutung, weil dadurch ein Eindruck entsteht, um welche Blasenlähmungsform es sich im vorliegenden Fall handelt.

17.1.2 Videourodynamik

Im nächsten Schritt wird zeitnah eine Videourodynamik geplant.

Auch für diese Untersuchung ist die vollständige Darmentleerung am Vorabend notwendig, um in der Untersuchung sowohl den vollen hypoaktiven als auch den vollen hyperaktiven Darm als störenden Faktor auszuschließen.

Ebenfalls muss eine Harnwegsinfektion ausgeschlossen und gegebenenfalls im Vorfeld ein testgerechtes Antibiotikum durch den Arzt angesetzt werden. Zu empfehlen ist, dass Patienten vor der Untersuchung nicht übermäßig Flüssigkeit zu sich nehmen, damit eine verstärkte Diurese das Messergebnis nicht negativ beeinflusst.

Es kann tatsächlich passieren, dass über den Zeitraum der Messung zu dem durch die Pumpe definierten Volumen noch eine erhebliche Menge an Urin durch Diurese dazukommt.

Auch für die Videourodynamik ist es wichtig, dass der Patient über den zeitlichen Ablauf, die genauen Handlungen, den Einsatz von Röntgenstrahlung und eventuell auch schon ansatzweise über die persönlichen Konsequenzen in Bezug auf das bevorstehende Blasenmanagement informiert wird.

Mindestens ein involvierter Mitarbeiter muss im Besitz der Fachkunde Strahlenschutz sein, um die Videourodynamik vollumfänglich durchführen zu können.

17.2 Welche besonderen Anforderungen werden in dieser Phase an die Untersuchenden gestellt?

Alle Handelnden müssen über Lähmungsformen und ihre Auswirkungen auf die Blasenfunktion Bescheid wissen. Die Videourodynamik dient für diese Zielgruppe nicht oder selten zur Ermittlung einer OP-Indikation, sondern ausschließlich zur Diagnose der Blasenfunktion. Deshalb ist es wichtig, dass alle Durchführenden schon zu Beginn der Messung eine Vorstellung vom Ziel der Untersuchung haben. Passt das Ergebnis z. B. nicht zur Lähmungshöhe, sollte man gegebenenfalls auf Fehlersuche gehen.

Notwendig ist außerdem, dass der aseptische Einmalkatheterismus beherrscht wird. Das Assistenzpersonal muss detaillierte Kenntnisse über mögliche Komplikationen wie autonome Dysreflexie und Blutungen besitzen und in der Lage sein, adäquat gegenzusteuern.

17.3 Psychosoziale Situation

Die wichtigste Voraussetzung für die Begleitung von Menschen in dieser Lebenssituation ist die Fähigkeit zur Empathie. Die Betroffenen befinden sich in dieser Zeit in einer der kritischsten Phasen ihres Lebens.

Dies erfordert Verständnis dafür, dass von den Patienten Dinge eingefordert werden, zu denen sie sich häufig weder in der Lage fühlen, noch deren Sinn sie verstehen. Ständige Grenzüberschreitungen bei Verrichtung der täglichen Pflege bringt sie an persönliche Grenzen. In dieser Phase der Behandlung müssen sie z. B. ihren Stuhlgang im Bett und in Seitenlage verrichten; dies ist nur eines von vielen Beispielen. Andere Patienten teilen sich ihre Patientenzimmer mit mehreren Mitpatienten und können daher keinerlei Privatsphäre für sich beanspruchen. Tag und Nacht wird man von einer Seite auf die andere gedreht, das führt zu chronischer Übermüdung. Physiotherapeuten mobilisieren einen täglich aus dem Bett, obwohl man sich lieber verkriechen möchte. Die Gedanken kreisen ständig um die Zukunft und dann kommen auch noch die Anforderungen bezogen auf die Ausscheidung hinzu. Kurzum: viele Professionen erwarten Mitarbeit. Aus diesem Grund sollten alle beteiligten Fachkräfte sehr behutsam mit den Betroffenen umgehen, sie zum Beispiel einfühlsam auf bevorstehenden Untersuchungen vorbereiten. Aggression dem Personal gegenüber hat selten etwas mit dem Charakter der Patienten zu tun, es ist oft der aktuellen Stresssituation geschuldet. Ängste und Trauer sind in dieser Phase ein normaler Zustand und lassen üblicherweise mit der Zeit nach.

17.4 Wer verfolgt welches Ziel?

Im Bereich der Querschnittlähmung lassen sie sich ganz einfach aus der S2K-Leitlinie zur neuro-urologischen Versorgung querschnittgelähmter Patienten (vgl. Deutschsprachige Medizinische Gesellschaft für Paraplegiologie e.V. (DMGP), 2021) entnehmen. Diese Leitlinie unterteilt sich in die akute und in die chronische Phase und weist jeweilige Therapieziele zu.

> »Ziel der neuro-urologischen Versorgung in der Akutphase der Querschnittlähmung (spinaler Schock) ist die Vermeidung von Frühkomplikationen infolge der Harnblasenfunktionsstörung.« (ebd., S. 11)

So weit, so gut. Aber deckt sich dieses Ziel auch mit denen der Betroffenen?

In dieser Phase ist es selten möglich, dass sich die Patienten selbst der Tragweite und des Umfangs ihrer Beeinträchtigungen bewusst sind. Wenige realisieren zu dieser Zeit, dass eine Querschnittlähmung sich nicht auf die Unfähigkeit zu laufen beschränkt, sondern ein komplexeres Syndrom mit Einschränkungen in allen Bereichen unterhalb des Lähmungsniveaus darstellt.

Das Bewusstsein, dass dieser Zustand ein Leben lang anhalten wird, ist oft auch noch nicht vorhanden. Aus urologischer Sicht muss die Nierenfunktion geschützt und die größtmögliche Kontinenz hergestellt werden. Betroffene beschäftigt meist eine andere Frage: Wann kann ich wieder selbstständig Urin lassen und was muss ich tun, um dieses Ziel zu erreichen?

Die oben beschriebenen Frühkomplikationen und nachfolgend die Langzeitfolgen mit ihren eigenen Komplikationen sind bisher nicht greifbar und für die Betroffenen deshalb schwer zu verstehen. Alle Handelnden müssen sich dieser Problematik bewusst sein und dementsprechend umsichtig agieren. Ich höre immer wieder die Sätze: »Sie müssen …!«, »Sie sollen …!«, »Wenn sie das nicht tun, dann …!«

Empathie und angepasstes Vorgehen unterstützen eher den Aufbau eines Vertrauensverhältnisses und dies ist unbedingt notwendig, um langfristig, evtl. sogar im Rahmen lebenslanger Nachsorge, miteinander arbeiten zu können.

Gerade in der Akutphase ist es meist lediglich möglich, eine ungefähre Prognose abzugeben. Unverantwortlich wäre, Hoffnungen zu wecken, indem ein bestimmtes Ergebnis angekündigt wird. Der endgültig erreichbare Status wird in der Regel erst nach zwei Jahren erreicht und unterliegt auch häufig danach noch dynamischen Prozessen.

17.5 Die allererste Urodynamik

Die erste Videourodynamik leitet maßgeblich die urologische Rehabilitation unserer Patienten ein – und nicht nur das. Ein gutes Blasenmanagement mit der daraus resultierenden Speicherfähigkeit der Blase, der bestmöglichen Kontinenz und einer praktikablen Blasenentleerungsform ist Voraussetzung für die Rehabilitation auf anderen Ebenen. Inkontinenz erschwert oder verhindert Teilhabe an Rehabilitationsmaßnahmen, wie z. B. Transfers, Schwimmen, Physiotherapie oder Ergotherapie. Blaseninfekte beeinträchtigen das Allgemeinbefinden und schwächen den Organismus im Allgemeinen. Dies wirkt sich auf alle Aktivitäten aus. Eine Niereninsuffizienz als Folge fehlender urologischer Rehabilitation wirkt unter Umständen lebensverkürzend.

Der Aufbau und der grundsätzliche Ablauf einer Urodynamik sind in vorangegangenen Kapiteln beschrieben. Eine Besonderheit in diesem Fall stellt die Videourodynamik dar. In diesem Verfahren wird zusätzlich zur urodynamischen Untersuchung bildgebend ein Röntgengerät eingesetzt.

Das kann ein mobiles Röntgengerät, ein C-Bogen oder ein ganz normales stationäres Röntgengerät sein. In unserer Klinik nutzen wir einen urogynäkologischen Röntgentisch mit integriertem, variablem Tisch, der sich sowohl waagerecht als auch senkrecht mit dazu passendem Sitz verwenden lässt. Dieser Tisch ist mit einem festen C-Bogen ausgestattet, der die Variabilität zusätzlich erweitert. Auf den Einsatz von EMG-Elektroden zur Aufzeichnung der Beckenbodenaktivität sollte nicht verzichtet werden. Gerade die Detrusor-Sphinkter-Dyssynergie führt meist zu einer Überdruckbelastung der Blase mit den bekannten Komplikationen (vgl. Koch & Geng, 2021).

17.5.1 Warum hat die Videourodynamik solche Bedeutung?

Nur durch die Videourodynamik ist die Darstellung eines vesiko-uretero-renalen Reflux (VUR) unter der Messsituation zu 100 % möglich. Durch Sonografie der Nieren kann nur eine Erweiterung des Nierenbeckens dargestellt werden, aber nicht die zugrundeliegende Ursache. Ob eine Abflussbehinderung oder ein Rückstau ursächlich sind, kann eine Sonografie nicht unterscheiden. Da frisch Verletzte zunächst mit einer Dauerableitung versorgt waren, ist es bei der Erstmessung erforderlich, einen VUR auszuschließen, da gerade ein Dauerkatheter ein höheres Risiko für die Entstehung eines VUR darstellt.

Tatsache ist, dass der Verlust der Nierenfunktion in früheren Jahren die häufigste Todesursache von Querschnittgelähmten war (vgl. DMGP, 2021). Dementsprechend lautet der unumstrittene »Schlachtruf« aller Neuro-Urologen weltweit: »Pressure kills kidneys« (»Druck tötet die Nieren«). Es wird also der Druck in der Blase gemessen und der VUR ausgeschlossen, der im Ernstfall den Druck gefährlich auf die Nieren übertragen könnte.

Zusätzlich kann die Videourodynamik genutzt werden, um tiefere Anteile der ableitenden Harnwege zu beurteilen. Rezidivierende Harnwegsinfekte und Nebenhodenentzündungen sind nicht selten durch hochdruckbedingte Influxe in die Prostataausführgänge des Mannes begründet. Influxe lassen sich auch röntgenologisch darstellen.

Zu guter Letzt werden Aussparungen im Röntgenbild durch Blasensteine, Raumforderungen durch Tumore oder Trabekelzüge (Balkenblase) sichtbar gemacht.

17.5.2 Zielsetzung der ersten Videourodynamik

Die Videourodynamik gibt Aufschluss über die Morphologie der Harnblase. Mit ihr lassen sich Pathologien wie beispielsweise Reflux, Druckschäden im Sinne von Trabekeln oder Blasendivertikeln, Überdehnung und Störungen am Blasenauslass während der Miktion nachweisen.

Beispiel
Eine Detrusor-Sphincter-Dyssynergie stellt sich im Röntgenbild häufig als kantiger Blasenhals dar. Das bedeutet, dass sich der Blasenhals nicht wie üblich trichterförmig öffnet. Zusätzlich kommt es darunter zu darstellbaren Einengungen im Bereich des Beckenbodens generell und häufig zu einer charakteristischen Ballonierung der prostatischen Harnröhre beim Mann. Ebenfalls lassen sich Kontrastmittelaussparungen erkennen, die eventuell auf Tumore oder Blasensteine hinweisen können. Sollte dies der Fall sein, erfolgt in der Regel eine weitere Abklärung durch Sonographie und ggf. CT- oder MRT-Abdomen. Die Erstuntersuchung bei neurogenen

Blasenfunktionsstörungen ist immer eine Indikation für eine Urodynamik (vgl. Schönberger & Höfner, 2007).

Jeder einzelne Parameter der Urodynamik zählt als Baustein für die spätere Diagnose der Klassifizierung und entsprechend der Auswahl des Blasenmanagements.

Ist der Beckenboden spastisch, schlaff oder lässt er sich willkürlich ansteuern? Das Elektromyelogram (EMG) gibt uns diese Information. Nutzen Sie auch ihre Tätigkeiten am Patienten, um diesbezüglich wertvolle Informationen zu erhalten. Beim Legen des Rektalballons ergibt sich eine Möglichkeit, während der Palpation die Reflexe (Analreflex und Bulbo Cavernosus Reflex (vgl. Poil & Fröhlich, 1995)) und auch eine potenzielle Willkürmotorik im Sphincterbereich zu ertasten. Fragen Sie den Patienten dabei nach Sensibilität und fordern Sie auf, den Schließmuskel willkürlich anzuspannen. Diese einfach zu erlangenden Informationen sind wichtig und helfen dabei, eine Idee von der bevorstehenden Messung zu bekommen und welches Ergebnis zu erwarten ist.

Sind die Reflexe vorhanden und dabei eher überschießend, kann man von einer spastischen Blasenlähmung ausgehen und dementsprechend bei Nichtvorhandensein von einer schlaffen Blase. Gibt es eine Willkür im Schließmuskelbereich, deutet das auf eine inkomplette Lähmung hin. Unter Umständen ist auch eine willkürliche Entleerung möglich.

17.6 Durchführung der Videourodynamik

Speichert die Blase drucklos oder neigt sie zu spastischen Kontraktionen? Wie wird die Blasenfüllung dabei verspürt? Die Aufzeichnung des intravesikalen Drucks gibt Antworten auf diese Fragen.

Ist unser Patient in der Lage, die Blase selbstständig und willkürlich zu entleeren?

Die Kombination aus dem Blaseninnendruck, der Beckenbodenaktivität, der Flusskurve des Miktionscysturethrogramms (MCU) in der Videourodynamik zusammen mit den Aussagen des Patienten und die adäquate Reaktion des Patienten auf unsere Kommandos zeigt, ob er selbst Wasserlassen kann. Im Normalfall sollte eine Blase 400–500 ml drucklos speichern.

Ab 200–240 ml setzt ein erster Harndrang ein, der sich im Verlauf steigert. Ohne Funktionsstörung lässt sich die Blase dann zu gegebener Zeit willkürlich restharnfrei entleeren. Speichert die Blase drucklos und es ist keine willkürliche Miktion möglich, spricht man von einer akontraktilen, schlaffen Lähmung. Kommt es jedoch vorher schon zu einem ungewollten Druckanstieg, kann man von einer spastisch gelähmten Blase ausgehen. Achten Sie bitte dabei auch auf das Beckenboden-EMG. Dieses weist meist bei einem rein reflektorischen Druckanstieg eine übersteigerte Aktion auf, was als Detrusor Sphinkter Dyssynergie zu werten ist.

Einfache Erklärung
Der spastische Detrusor baut einen Druck auf, der auch im Sphinkterbereich eine Spastik auslöst. Das bedeutet, dass Blasenmuskel und Schließmuskel gegeneinander arbeiten. Somit arbeitet der Blasenmuskel mehrmals am Tag gegen einen Widerstand an, wird im Verlauf trainiert und führt zum Zuwachs des Muskels. Die Folge ist ein sich kräftigender Muskel, der innerhalb kürzester Zeit mehr und mehr Druck aufbauen kann. Unbehandelt wären die Folgen Inkontinenz, Influxe, Divertikel und Reflux.

Erinnern Sie sich bitte noch einmal an eine vorangegangene Aussage zum Thema Reflexe. In diesem Fall müssten Anal- und Bulbocavernosusreflex auslösbar und übersteigert in Form einer Spastik vorhanden sein.

Kommt es während der gesamten Füllungsphase zu keinerlei Druckanstieg, kann das mehrere Ursachen haben.

Ursache 1:
Es liegt eine akontraktile, schlaffe Lähmung der Blase vor. Die Blase lässt sich mit 400–500 ml Kontrastmittel füllen. Während der gesamten Speicherphase ist kein Druckanstieg messbar und auch das Beckenboden-EMG zeigt keinerlei Aktion. Beim Einführen des Rekatalballons lassen sich keinerlei Reflexe auslösen und generell zeigt sich der Analsphinkterbereich als klaffend und offenstehend. Achten Sie bitte bei diesem Erscheinungsbild genau auf die Darstellung im Röntgen. Häufig ist der Blasenhals schon bei kleiner Füllung trichterförmig geöffnet und stellt somit keinerlei bzw. wenig Auslasswiderstand dar. Eine Hustenprovokation bei gefüllter Blase führt darum in solchen Messungen häufig zum Urinverlust oder zu einem Übertritt von Kontrastmittel in die Harnröhre.

Ursache 2:
Es liegt eine vermeintlich akontraktile, schlaffe Lähmung vor. Die Blase lässt sich drucklos mit 400–500 ml Kontrastmittel füllen. Vereinzelt kommt es zu einer erhöhten Aktivität im EMG, z. B. beim Sprechen, Husten, Lachen etc. Im Röntgenbild stellt sich die Blase eventuell nicht ganz kreisrund dar, sondern weist flächige Aussackungen auf. Manchmal sind Doppelkonturen zu erkennen, die vermuten lassen, dass sich die Blase zum Bauch hin (ventral) oder zum Rücken (dorsal) hin ausstülpt. In diesem Fall kann es sich um eine chronisch überdehnte Blase handeln, die erst bei höherem Volumen reagiert und Reflextätigkeit zeigt.

Wie stellte sich der Reflexstatus beim Legen des Rektalballons dar? Erinnern Sie sich!

Eine ganzheitliche Anamnese im Vorfeld ist sehr wichtig, denn insbesondere bei Menschen mit Berufen mit wenig Pausenzeiten tritt dies Phänomen vermehrt auf. Dazu zählen zum Beispiel Kraftfahrer, Lehrer, Ärzte, Pflegeberufe u. a. Auch eine Prostatahyperplasie (BPH) kann im Vorfeld schon Druckschäden oder Überdehnungen verursacht haben. Wenn eine Überdehnung vorliegt, ist es notwendig, einen Eiswassertest durchzuführen (▶ Kap. 14). Der Provokationstest kann entsprechende Verschiebungen des Reflexievolumens demaskieren. Dazu wird 4 Grad kaltes Kontrastmittel mit einer erhöhten Füllrate in die Blase gefüllt. Die Füllgeschwindigkeit beträgt 100 ml pro Minute. Das führt meist zu einer Detrusorkontraktion schon vor dem ermittelten Maximalvolumen.

Ursache 3:
Es liegt eine inkomplette spastische oder schlaffe Lähmung mit komplett erhaltener willkürlicher Blasenentleerung oder eingeschränkter Blasenfunktion vor.

Die Reflexe sind beim Legen des Rektalballons vorhanden und können verstärkt oder abgeschwächt sein. Zusätzlich ist eine Willkürmotorik ertastbar, die ebenfalls normal oder abgeschwächt sein kann, je nach Lähmungshöhe und Klassifikation. Die perianale Sensibilität ist entweder nicht vorhanden oder bis zur Hypersensibilität feststellbar.

In der Speicherphase kann es zu einigen Ereignissen kommen. Das reicht von eher schlaff bis normal jeweils mit und ohne Harndrang, bis hin zu phasisch überaktiv mit oder ohne Harndrang. Immer verbunden mit der Fähigkeit, den Detrusor zusätzlich zu hemmen und zu aktivieren.

Diese Lähmungsformen stellen eine der größten Herausforderungen in der neuro-urologischen Urodynamik dar.

17.7 Besonderheiten im Querschnittbereich

17.7.1 Immobilität

Die lähmungsbedingte Immobilität der Patienten bringt besondere Herausforderungen mit sich. Es hat sich darum als vorteilhaft erwiesen, alle Untersuchungsräume mit einem Liftersystem auszustatten. So ist gewährleistet, dass alle Patienten rückenschonend aus dem Bett oder den Rollstuhl auf die Untersuchungsliegen und den Röntgentisch mobilisiert werden können. Rutschbretter, Tücher und Lagerungshilfsmittel sollten ebenfalls zur Verfügung stehen. Selbst eine einfache verschiebbare, an einem Schienensystem an der Decke angebrachte Sprossenleiter leistet gute Hilfe. In diesem Bereich ist ein erhöhter Personalaufwand notwendig, damit immer zwei Pflegekräfte pro Untersuchungseinheit zusammenarbeiten können, um die Sturzgefahr für Patienten auf ein Minimum zu reduzieren.

Die beschriebene eingeschränkte Mobilität geht häufig mit Einschränkungen der Sensibilität einher. Die diagnostischen Maßnahmen nehmen mitunter bis zu 1,5–2 Stunden in Anspruch und beinhalten daher ein nicht unerhebliches Dekubitusrisiko. Alle Bereiche müssen mit Antidekubitusmatratzen und zusätzlichen Druck entlastenden Lagerungshilfsmitteln ausgestattet sein. Zusätzlich ist nach jeder Untersuchung eine Sichtkontrolle der gefährdeten Hautareale nötig.

> Dazu gehören die Fersen, das Kreuzbein, die Ellenbogen, eventuell das Hinterhaupt und in Seitenlage die Trochanter.

17.7.2 Füllrate

Als Faustformel für die Urodynamik gilt allgemein:

- Körpergewicht in Kilogramm dividiert durch 4.

Es hat sich in unserem Zentrum als praktikabel erwiesen, die Blase mit 25 ml/min zu füllen. Da wir unsere zwei urodynamischen Messplätze täglich mit je vier bis sechs Messungen ausgelastet haben, benötigen wir Planungssicherheit, um ausreichend Messungen in einer akzeptablen Zeit durchführen zu können. Somit werden Termine zeitlich gut planbar. Erfahrungsgemäß lassen sich auch mit diesem festen Parameter optimale Messergebnisse erzielen. Das bedeutet aber keineswegs, dass wir unter bestimmten Umständen die Füllrate nicht situationsgerecht anpassen. Falls sich z. B. eine Reflexblase mit dieser Füllrate nicht ohne eine frühzeitige Spastik füllen lässt, wird diese selbstverständlich angepasst.

17.8 Uroflowmetrie während der Urodynamik

Es gibt eine einfache und praktikable Lösung, wenn Männer im Liegen gemessen werden.

Man zieht, nach dem Legen des Messkatheters ein selbstklebendes Kondomurinal über den Penis. Dazu wird der Katheter nach Lagekontrolle (Aspiration des Urins mit einer Spritze) in eine kleine Schlaufe gelegt, das Kondomurinal darübergestülpt und abgerollt, schlussendlich am Penisschaft vorsichtig zirkulär mit einem Pflasterstreifen fixiert. Dabei muss darauf geachtet werden, dass der Pflasterstreifen die Harnröhre nicht komprimiert. An das Kondomurinal stecken wir im nächsten Schritt über einen Konnektor, einen Schlauch, der in einen Uroflow-Trichter abgeleitet werden kann.

Bei Frauen gestaltet sich das Vorgehen anders. Am Röntgentisch wird die Platte im Fußbereich durch eine gesonderte Platte mit einer Aussparung ausgetauscht und eine Folie unter das Gesäß der Patientin gelegt. Der Urin kann durch Aussparung im Fußteil in den Flowtrichter auslaufen, so lässt sich auch hier ein Flow während der Messung aufzeichnen.

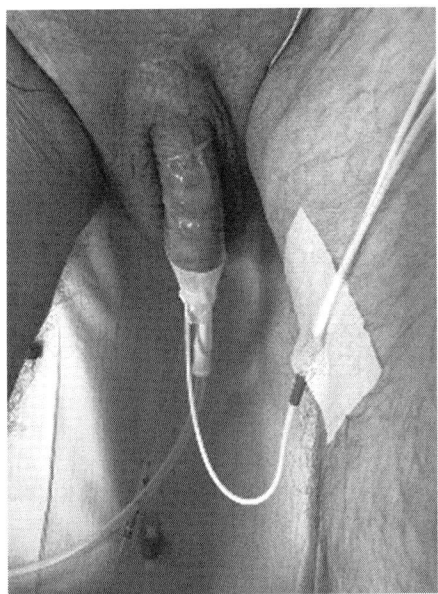

Abb. 17.1: selbstklebendes Kondomurinal (eigene Aufnahme, mit freundlicher Genehmigung des Patienten)

17.9 Autonome Dysreflexie

Eine der schwerwiegendsten Komplikationen bei einer Querschnittlähmung ist bekanntermaßen die autonome Dysreflexie. Diese Störung der Adrenalinregulation tritt bei Lähmungen unterhalb T6 und darüber auf. Maßgeblich dafür verantwortlich ist unter anderem der Füllungszustand der Blase (vgl. Konrad, 2024). Deshalb ist es unbedingt notwendig, dass bei Patienten mit entsprechender Lähmungshöhe eine lückenlose RR-Messung durchgeführt wird. Die Intervalle sollten dabei kurz sein, damit rechtzeitig auf einen etwaigen Blutdruckanstieg reagiert werden kann, denn dann muss die Messung ggf. abgebrochen werden. Die Messplätze von Laborie bieten die Möglichkeit, diese RR-Messungen durch ein gekoppeltes Gerät in die Untersuchung einzubinden und die Werte in das Protokoll zu integrieren.

17.10 Urodynamik in der lebenslangen Nachsorge

Nachdem die Behandlung der akuten Rückenmarksschädigung abgeschlossen ist, spricht man nicht mehr von der Akut-, sondern von der chronischen Phase. Die Ziele der neuro-urologischen Behandlung verändern sich entsprechend. Das Hauptaugenmerk liegt hierbei auf dem Erhalt der Nierenfunktion, der Speicherkapazität, Harnwegsinfektprophylaxe und der Verbesserung der Lebensqualität (vgl. DMGP, 2021).

Die Betroffenen befinden sich in ambulanter Weiterbehandlung und suchen 4–6 Monate nach ihrer Entlassung wieder ihr behandelndes neuro-urologisches Zentrum auf.

Die meisten von ihnen leben wieder in ihrer Häuslichkeit, haben ihr Alltagsleben aufgenommen und sind teilweise zurück im Berufsleben.

Entlassen wurden sie ein paar Monate vorher mit einem entsprechenden Blasenmanagement. Dazu gehört, dass eine zufriedenstellende Kontinenz erreicht und ein praktikables Entleerungsregime etabliert wurde.

Ziel der ersten Konsultation nach Entlassung ist nun, dass die Ausscheidungssituation kontrolliert, überprüft und das Blasenmanagement gegebenenfalls nachgebessert wird, um eine stabile und zufriedenstellende Blasenfunktion zu gewährleisten.

Die Urodynamik zur Kontrolle lässt sich ohne Röntgenunterstützung durchführen. Nur wenn sich gravierende neurologische Veränderungen in der Anamnese ergeben, sollte eine weitere Videourodynamik durchgeführt werden. Zu den neurologischen Veränderungen gehören das Wiedererlangen der willkürlichen Miktion, massive Inkontinenzepisoden oder nicht zu behandelnde Harnwegsinfekte.

In dieser Phase ändern sich die Ziele der Patienten. Lag der Fokus in der Erstbehandlung noch auf dem Laufen lernen, treten oft zunehmend die Themen Blase, Darm und Sexualität in den Vordergrund.

Betroffene haben ihre ersten Harnwegsinfekte erlebt, waren inzwischen das erste Mal auf der Arbeit oder bei Außenaktivitäten inkontinent oder haben eine andere urologische Komplikation erfahren. Diese konnte – anders als in der Phase der Erstbehandlung im stationären Bereich mit rund um die Uhr vorhandener professioneller Hilfe – nicht schnell und unkompliziert gelöst werden.

Der Hausarzt kann nicht weiterhelfen und beim niedergelassenen Urologen gibt es zeitnah keinen Termin.

Viele der Patienten kommen mit solchen Erfahrungen zurück und wissen oft, was sie wollen oder nicht mehr erleben möchten. Die meisten von ihnen werden offener für vorgeschlagene Therapieoptionen. Häufig beginnt die neuro-urologische Behandlung der neurogenen Blasenfunktionsstörungen erst richtig zu diesem Zeitpunkt, da erst jetzt das Problembewusstsein auf der Patientenseite einsetzt.

17.11 Nachsorgeuntersuchung

Zuerst wird erneut eine Anamnese erhoben. In dieser müssen die Stammdaten, Unfalldatum, genaue Diagnosen und Nebendiagnosen, Medikamente, Entleerungsregime mit Art und Weise, Sensibilität/Blasengefühl, Harnwegsinfekte, urologische Operation und Veränderungen der letzten Monate vermerkt sein. Auch der aktuelle Status zum Darmmanagement wird erfragt. Lebenslange Nachsorge bedeutet tatsächlich, dass über Jahrzehnte nachgesorgt wird. Deshalb ist es notwendig, dass jederzeit auf vorangegangene Untersuchungen zurückgegriffen werden kann, um diese als Vergleich heranzuziehen.

Die Empfehlung geht dahin, bei Patienten nach längeren Phasen wieder eine Videourodynamik durchzuführen. Die Urodynamik dient in den allermeisten Fällen dazu, dass das Niederdrucksystem Harnblase und ableitende Harnwege stabil gehalten wird. Im Optimalfall ist die Blase bis 400 ml Füllung in der Urodynamik ohne Reaktion und speichert den Urin drucklos. Dabei sollten Werte von 30 cm Wassersäule nicht dauerhaft überschritten werden. Da aber Patienten nicht immer den Einmalkatheterismus etabliert haben, gibt es auch in Bezug auf Druckverhältnisse in der Blase Abweichungen.

Im Folgenden werden verschiedene Entleerungsformen mit ihren angestrebten Parametern vorgestellt.

Patienten mit einer ruhig gestellten Blase

- medikamentös ruhig gestellt bei kontraktiler/spastischer Funktionsstörung (Spasmex®, Detrusitol®, Oxybutinin®, Botox® u. a.)
- operativ ruhig gestellt
- Conale Deafferentation
  »Die Conale Deafferentation stellt ein Operationsverfahren dar, bei dem die sensorischen Nerven von der Blase und den Beckenorganen in Höhe des Eintrittes in das Rückenmark durchtrennt werden.« (BG Kliniken, o. J.)
- Blasenaugmentation
  Die Blasenaugmentation ist eine operative Erweiterung (Augmentation) der Harnblase mit einem Stück des Dünndarms.
- akontraktile Blase bei schlaffer Lähmung
- Speicherphase < 30 cm Wassersäule im Druckverlauf
- Füllmenge 400–500 ml
- Füllrate 25 ml/min
- EMG je nach Lähmungsform aktiv oder inaktiv
- kein Harnverlust im Optimalfall
- Provokation Harnverlust durch Husten je nach Anamnese

Patienten mit Reflexentleerung

- wenn möglich immer Videourodynamik (Ausschluss von Druckschäden in der Blase, Ausschluss VUR, Beurteilung Blasenauslass und ableitende Harnwege)

- kontraktile/spastische Blasenfunktionsstörung
- zeitlich begrenzte druckarme Speicherfunktion der Blase, teilweise medikamentös verlängert (z. B. Spasmex®, Detrusitol®, Vesikur®, Oxybutinin®)
- flexibel kreative Anpassung der Füllrate an Speicherfähigkeit der Blase (Miktionstagebuch)
- gesenkter Auslasswiderstand medikamentös (Tamsulosin®, Dibenzyran® u. a.)
- gesenkter Auslasswiederstand operativ (Botox® Sphincter, Blasenhalskerbung u. a.)
- Speicherphase < 30 cmH$_2$O im Verlauf
- Reflexvolumen ca. 200–400 ml angestrebt
- Entleerungsdrücke zeitlich begrenzt erhöht
- Uroflow glockenförmig, mit ausgewogener Flussrate und Entleerungszeit
- häufig mehrzeitige Entleerung
- EMG wenig aktiv und bestenfalls nicht spastisch bei Entleerung (Auslasswiderstand!)
- je nach Anamnese Triggern der Blasenspastik durch Beklopfen des Unterbauchs, dosierter Einsatz des Credegriffes oder Bauchpresse möglich (Dies wird kritisch hinterfragt und muss in der Fachliteratur noch diskutiert und geklärt werden.)

> Sowohl das Beklopfen der Blase als auch der Credegriff und auch die Bauchpresse stellen Entleerungsformen unter hohem Druck dar und müssen dementsprechend kritisch betrachtet werden. Allerdings können diese Entleerungsformen unter bestimmten Voraussetzungen etabliert werden. Die Grundlage dafür muss ein geringer Blasenauslasswiderstand sein.

Inkomplette Lähmungsformen

- Videourodynamik von Vorteil (Ausschluss von Druckschäden in der Blase, Ausschluss VUR, Beurteilung Blasenauslass und ableitende Harnwege)
- Uroflowmetrie im Vorfeld nötig (Vergleich Entleerung in ungestörter Atmosphäre und unter Messsituation)
- wenn möglich in physiologischer Position (Sitzen/Stehen)
- Speicherphase druckarm
- Speichervolumen 300–500 ml
- Entleerungsdrücke zeitlich begrenzt erhöht (maximal 75 cm/Hg über einen kurzen Zeitraum)
- EMG in der Speicherphase aktiv und in der Entleerungsphase inaktiv
- erhöhte Aktivität im EMG während der Entleerung als Anzeichen für Detrusor-Sphincter-Dyssinergie (▶ Kap. 17.5)

Viele der oben genannten Werte basieren auf Erfahrungen im klinischen Alltag und orientieren sich an allgemein gültigen Referenzwerten (vgl. Palmtag et al., 2007).

17.12 Neue Ziele

Die Akutphase der Behandlung ist noch geprägt von einer großen Diskrepanz zwischen den medizinischen Zielen und den Wünschen der Betroffenen. Das Verständnis dafür, dass die Situation mit lähmungsbedingten Einschränkungen womöglich ein Leben lang anhalten könnte, ist aus nachvollziehbaren Gründen nicht gegeben. Oft fallen Warnungen vor möglichen Komplikationen in Bezug auf die Einhaltung medizinisch notwendiger Maßnahmen nicht auf fruchtbaren Boden.

In der lebenslangen Nachsorge ändert sich das Verständnis für die Notwendigkeit bei Betroffenen, denn einige der befürchteten Komplikationen wie fieberhafte Harnwegsinfekte mit Inkontinenzepisoden sind bereits eingetreten und mit all ihrer Konsequenz durchlebt worden. Die Betroffenen entwickeln auf der Basis dieser Erfahrungen ein anderes Problembewusstsein. Dadurch ist es deutlich einfacher, Empfehlungen zu geben, die akzeptiert werden. Die Notwendigkeit des Einsatzes bestimmter Medikamente und Maßnahmen (ISK, Trinkverhalten etc.) werden akzeptiert. Der Wunsch nach bestmöglicher Lebensqualität dominiert ihr eigenes Handeln und fördert die Zusammenarbeit mit professionellen Helfern.

In der lebenslangen Nachsorge nähern sich die Ziele aus medizinischer und aus Patientensicht stetig an und befinden sich im Optimalfall auf annähernd einer gleichen Ebene.

17.13 Manchmal ist nichts so, wie es scheint!

Wie in der Einleitung zu diesem Kapitel bereits erwähnt, setzt sich die Behandlung Neurogener Blasenfunktionsstörungen aus wissenschaftlichen Erkenntnissen der Medizin und zu einem nicht unwesentlichen Teil aus der jahrelangen Erfahrung in der Behandlung dieser speziellen Patientengruppe zusammen. Es zeigt sich immer wieder, dass die Urodynamik zwar nach genormten Kriterien durchgeführt wird, es aber durchaus hilfreich ist, unstimmige Messergebnisse mit der eigenen Erfahrung abzugleichen. Im Folgenden sollen zwei Fallbeschreibungen vor Augen führen, dass das Offensichtliche nicht immer auch der endgültigen Realität entspricht.

Fall 1

Es stellte sich in unserer Abteilung ein Mann mittleren Alters vor, mit der Arbeitsdiagnose Spina Bifida. Die Anamneseerhebung ergab, dass 4–6x täglich die Blasenentleerung durch Intermittierenden Einmalkatheterismus stattfindet. Inkontinenz wurde nicht angegeben, oder zumindest nicht als wesentliches Problem dargestellt. Die Frage nach häufigen Harnwegsinfekten konnte nur unzureichend beantwortet werden. Zumindest gab es in den letzten Jahren keinerlei Antibiotikabehandlungen. Allerdings schien es in früheren Jahren immer mal wieder Harnwegsinfekte gegeben zu haben, die aufgrund von Fieberepisoden auf eine Nierenbeteiligung schließen lassen konnten. Leider sind in der Vergangenheit niemals Urodynamiken bei dem Patienten vorgenommen worden, so dass keinerlei adäquate Vorbefunde zu diesem Patienten vorlagen. Überwiesen wurde uns dieser Patient von seinem Urologen, der ihn gerne in unsere lebenslange Nachsorge überleiten wollte.

Zunächst führten wir eine Videourodynamik durch. Dabei füllten wir die Blase mit 25 ml/min bis zu einem Maximalvolumen von 450 ml. Gemäß unserm Standard fertigten wir zum Start (ohne Kontrastmittel) bei 50 ml, 200 ml und bei Maximalfüllung jeweils Röntgenbilder an. Während der gesamten Urodynamik kam es zu keinerlei Druckanstieg und auch röntgenologisch gab es vermeintlich kein Anzeichen eines Refluxes. Auffällig war jedoch, dass das gesamte Röntgenbild stark überlagert war durch eine massive Koprostase und starke Verluftung im gesamten Colonrahmen. Zum Ende der Messung entleerten wir die Blase über den einliegenden Messkatheter. Dabei fiel auf, dass nur ca 150 ml abgelassen werden konnten. Auch ein Bladderscan ergab, dass die Blase völlig entleert war. Bevor weitere Maßnahmen ergriffen wurden, führte einer unserer Urologen einen Ultraschall der Blase und der Nieren durch mit dem Ergebnis, dass beidseitig die Nierenkelchsysteme massiv erweitert und flüssigkeitsgefüllt waren. Zur weiteren Abklärung machten wir jeweils eine Nierenübersichtsaufnahme links und rechts röntgenologisch stellten sich beide Nieren stark kontrastmittelgefüllt dar. Zwei weitere Sonografien nach 15 min und 30 min zeigten, dass sich beide Nieren nach und nach entleerten, so dass im letzten Schritt mehr als 300 ml (das verschwundene Volumen?) aus der Blase katheterisiert werden konnten. Auch die genauere Nachbetrachtung der Röntgenbilder aus der der Videourodynamik zeigte, dass durchaus zarte Refluxe vorhanden, jedoch durch die starke Überlagerung, bedingt durch den massiv gefüllten Kolonrahmen, übersehen worden waren.

Fazit

Ohne eine Videourodymanik in Verbindung mit Sonografie wäre uns höchstwahrscheinlich diese massive Hydronephrose, bedingt durch Refluxe, nicht aufgefallen. Seien sie aufmerksam!

Fall 2

Ein uns bereits bekannter Patient stellte sich im Rahmen der lebenslangen Nachsorge in unserer Ambulanz vor. Er hatte vor mehreren Jahren eine motorisch und sensibel inkomplette Querschnittlähmung im Halsmarkbereich erlitten. Dadurch war es ihm über all die Jahre möglich, seine Blase teilweise, jedoch mit hohen Restharnnmengen, zu entleeren. Die bereits von uns durchgeführten Urodynamiken ergaben immer, dass bei dem Patienten eine hyposensible und hyperkapazitäre Blasensituation vorlag. Die Blase wies ein Fassungsvermögen jenseits der 600 ml auf und ergab in all unseren Messungen einen Restharn zwischen 300 und 400 ml.

Mit diesem Wissen ließen wir den Patienten vor der anstehenden Urodynamik einen Uroflow durchführen mit der Bitte die Blase zu entleeren. Das Ergebnis der Urowflowmetrie ließ uns aufgrund der Vorgeschichte etwas stutzig werden. Der Harnstrahl war deutlich abgeschwächt, zeitlich verlängert und im gesamten Verlauf plateauförmig, was von unseren Urologen zunächst als Harnröhrenstriktur, oder zumindest als Abgangsenge gedeutet wurde. Erstaunlicherweise konnte die Blase dabei restharnfrei entleert werden.

Wir führten dementsprechend im Nachgang eine Videourodynamik durch. Wir füllten die Blase, wie bereits beschrieben mit ca. 600 ml Nacl/Kontrastmittel-Gemisch. In der Folge ließen wir den Patienten seine Blase willkürlich entleeren und fertigten ein Miktionsbild per Röntgen an. Wie in den Voruntersuchungen war der Patient in der Lage seine Blase zu entleeren, jedoch wieder mit einem Restharn von circa 300 ml. Weder das Röntgenbild noch das EMG gaben einen Anhalt auf eine Abgangsenge im Bereich des Schließmuskels oder der Harnröhre. Um einen Fehler auszuschließen, ließen wir den Patienten abermals einen Uroflow durchführen. Auch dieser zeigte wieder das eingangs beschriebene Phänomen der vermeintlichen Striktur und auch diesmal wieder restharnfrei.

Niemand in unserem Team konnte sich diese deutliche Diskrepanz zwischen der Urodynamik und des Uroflows erklären.

Wir befragten den Patienten erneut nach seiner aktuellen Blasensituation und seinen Entleerungsgewohnheiten. Dabei stellte sich heraus, dass ihm bei seinem letzten Besuch geraten wurde, zusätzlich 1x täglich die Blase über einen Einmalkatheter restharnfrei zu entleeren, um eine fortschreitende Überdehnung seiner Blase zu verhindern. Leider wurde dies von uns nicht ausreichend dokumentiert und in der aktuellen Untersuchung weder erfragt, noch berücksichtigt. Was war also geschehen?

Der Patient hatte unserer Aufforderung Folge geleistet und seine Blase am Uroflowmetriegerät entleert. Dabei kam es zu folgendem Missverständnis: Da er glaubte seine Blase vollständig entleeren zu müssen nahm er selbstverständlich seinen Einmalkatheter, um die Blase restharnfrei zu bekommen.

Unsere beiden Uroflows waren somit zwei Messungen eines Missverständnisses, bedingt durch einen 12CH Einmalkatheter. Auch dieser Fall bestätigt, dass nicht nur die apparative Diagnostik der Weg zum Ziel ist. Frei nach unserem Leitenden Oberarzt: »Wir behandeln keine Messungen, sondern Patienten.«

Nicht immer ist alles, wie es scheint.

18 Blasenmanagement

Thomas Engels

Die Beeinträchtigung der Blasenfunktion ist eine der herausforderndsten Folgen einer Querschnittlähmung. Die Rehabilitationsphase zielt darauf ab, die Blasenkapazität zu optimieren und Harnwegsinfektionen zu verhindern. Katheterisierungstechniken und Blasentraining werden eingeführt, um eine möglichst unabhängige Blasenentleerung zu ermöglichen (vgl. DGU & DMGP, 2019).

Der Intermittierende Katheterismus (IK) ist eine individuell auf den Patienten zugeschnittene Behandlung die von Qualifizierten Pflegefachkräften durchgeführt und angelernt wird. In den Kliniken sind es oft die Urotherapie oder Kontinenzfachkräfte, bei Entlassung übernimmt dies in der heimischen Umgebung ein Nachversorger von Inkontinenzprodukten. Zur Durchführung gelten die AWMF-Leitlinien (vgl. ebd.). Wir unterscheiden hier noch zwischen Intermittierenden Selbstkatheterismus (ISK) und Intermittierenden Fremdkatheterismus (IFK). Die Indikation wird immer von einem Arzt gestellt.

Indikationen sind:

- Detrusorunter- bzw. Akontralität
- Medikamentös bedingt (z. B. Botox®)
- Operativ (z. B. Augmentation)
- Unfähigkeit die Blase zu entleeren
- Angelernte unphysiologische Entleerungstechniken (wie Pressmiktion)
- Entleerung über ein kontinentes Urostoma (Mitrofanoff, Mainz-Pouch1)

Berücksichtigt werden muss:

- Ist der Patient körperlich in der Lage, sind die anatomischen Voraussetzungen gegeben?
- Was ist der Wille des Patienten, ist er bereit sich selbst zu Kathetern?
- Wie sind die Fähigkeiten des Patienten (motorisch, kognitiv). Kann er sich selber ausziehen, selber umsetzen?
- Ist eventuell Fremdhilfe nötig?

Material zum Kathetern:
Dies wird zusammen mit dem behandelnden Arzt und der Erfahrung der Fachkraft entschieden. Ist auch abhängig von den oben genannten Problemen.

- Die Länge der Katheter sind von 7–50 cm erhältlich.
- Der Durchmesser für Erwachsene beträgt 12–14 Charr. Dieser wird allerdings an die Gegebenheiten situativ angepasst: Harnröhre, Stoma, Größe.
- Bei Kindern richtet sich die Größe nach dem Alter und Körpergröße und wird in der Entwicklung angepasst.

> Der Durchmesser, Charrière, wird mit *CH,* oder *Charr,* angegeben und die verschiedenen Durchmesser sind durch einen Internationalen Farbkodex gegengezeichnet.

- Weiterhin unterscheiden wir die Katheterspitze (▶ Abb. 18.1).

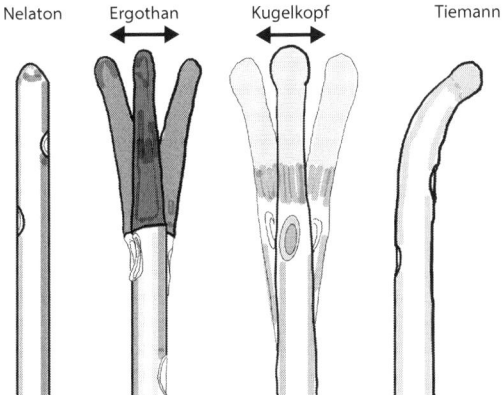

Abb. 18.1: Katheterspitzen (eigene Darstellung)

Für die Daueranwendung sind die richtige Spitze und die korrekten Augen unabdingbar (bspw. atraumatische abgerundete Spitze, Augen gelasert und nicht gestanzt). Ob hydrophil beschichtet, mit Gel oder nicht beschichtet und extra Gel, entscheidet die Fachkraft.

Einmalkatheter sind auch mit integriertem Auffangbeutel erhältlich.

Ebenfalls zu bedenken sind folgende Punkte:

- Geschlecht
- Fremd- oder Selbstkatheterismus
- Rollstuhl, Toilette, zuhause, unterwegs
- Handicap des Patienten
- Anatomie des Patienten (Adipös, Schlank)

Es wird unterschieden zwischen Sterilem Katheterismus, Aseptischem Katheterismus und Hygienischem Katheterismus.

- *Steril:* Anwendung im OP, bei Immunsupprimierten, Brandverletzten
- *Aseptisch:* Fremd-/Selbstkatheterismus in Kliniken oder Pflegeeinrichtungen, im häuslichen Bereich
- *Hygienisch:* Wenn der Anwender für den Aseptischen Katheterismus kognitiv nicht in der Lage ist.

Katheterfrequenz
Dies wurde anhand von Studien festgelegt, wobei es hier kein richtig oder falsch gibt. Im Schnitt liegt die Frequenz bei 2–10x in 24 Stunden. Das standardisierte Ziel sollte 6x in 24 Stunden sein. Ein Miktionstagebuch sollte hier regelmäßig geführt werden.

Unterstützend können Hilfsmittel wie Vorlagen oder Urinalkondome mit der Untersuchung kombiniert werden. Bei Urinmengen unter 100 ml oder über 500 ml muss das Blasenmanagement überprüft und angepasst werden.

19 Darmmanagement

Thomas Engels

Die Kontrolle über den Darm ist ebenfalls beeinträchtigt, und daher ist ein effektives Darmmanagement entscheidend über die Lebensqualität des Patienten. Diätetische Anpassungen, Medikamentenregime und regelmäßige Darmgewohnheiten werden in die Rehabilitation integriert, um eine gesunde Darmfunktion zu fördern und das Risiko von Komplikationen zu minimieren.

»Darmmanagement bezeichnet die Gesamtheit aller Aktivitäten, die dazu dienen, eine regelmäßige, planbare sowie zeitlich begrenzte Darmentleerung mit ausreichender Stuhlmenge sowie adäquater Stuhlkonsistenz zu erreichen, Gesundheit und Wohlbefinden zu erhalten und Komplikationen sowie ungeplante Stuhlentleerungen zu vermeiden.«(DMGP, 2019)

Unser Ziel ist es, durch individuelles Darmmanagement eine sekundäre Stuhlkontinenz herzustellen.

Tab. 19.1: Inkontinenzskala bei Stuhlinkontinenz bei Querschnittsgelähmten

Grad	Inkontinenz nur für Darmgase (Winde)	Anale Inkontinenz
Grad I		Anale Inkontinenz
Grad II a	Schleimabgang	Anale Inkontinenz
Grad II b	Stuhlschmieren	Stuhlinkontinenz
Grad III	Inkontinenz für dünne Stühle (Bristol Stool Scale 5–7) (Lewis et al., 1997) (▶ Abb. 19.1)	Stuhlinkontinenz
Grad IV	Inkontinenz für feste Stühle (Bristol Stool Scale 1–4) (▶ Abb. 19.1)	Stuhlinkontinenz

19 Darmmanagement

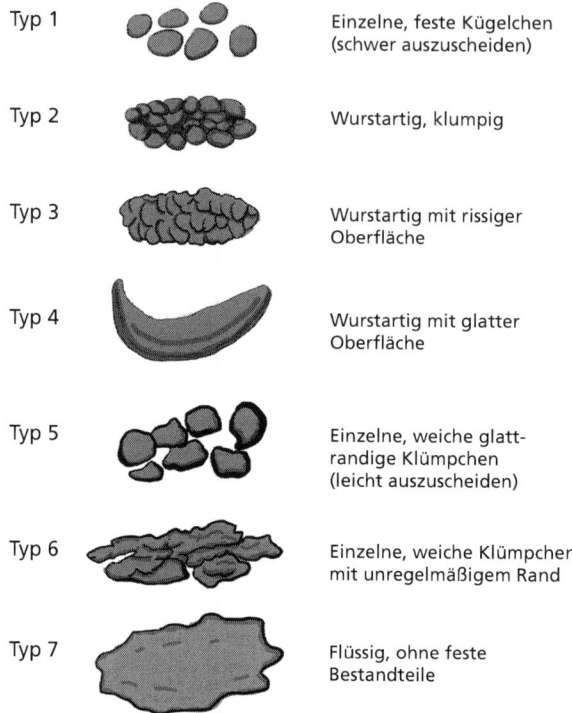

Typ 1		Einzelne, feste Kügelchen (schwer auszuscheiden)
Typ 2		Wurstartig, klumpig
Typ 3		Wurstartig mit rissiger Oberfläche
Typ 4		Wurstartig mit glatter Oberfläche
Typ 5		Einzelne, weiche glattrandige Klümpchen (leicht auszuscheiden)
Typ 6		Einzelne, weiche Klümpchen mit unregelmäßigem Rand
Typ 7		Flüssig, ohne feste Bestandteile

Abb. 19.1: Bristol Stool Scale (eigene Darstellung)

20 Nomogramme

In den Ausdrucken einer Urodynamik sind auch Nomogramme abgebildet. Die gängigsten sind:

- ICS-Nomogramm und
- Schäfer-Nomogramm

Vorweg, sie gelten nur für Männer! Aufgrund der unterschiedlichen Anatomie und daraus resultierenden verschiedenen Messwerte einer Urodynamik (wie Blasenauslass und Detrusorkontraktilität), basieren alle Daten auf Untersuchungen von Erwachsenen Männern. Auch Kinder sind in der Bewertung ausgeschlossen.

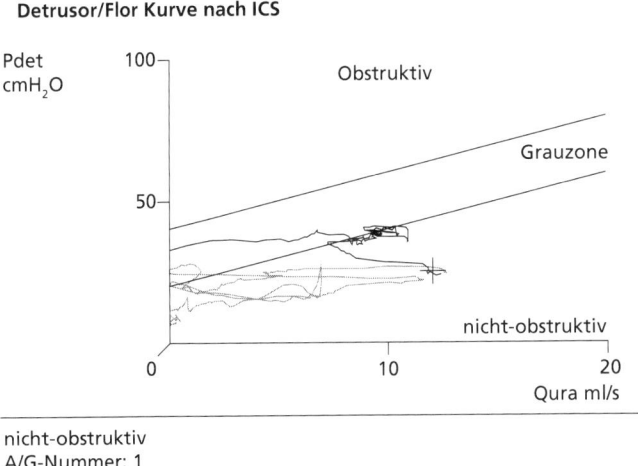

nicht-obstruktiv
A/G-Nummer: 1

Abb. 20.1: ICS-Nomogramm (eigene Abbildung)

Nomogramme dienen der Beurteilung einer Obstruktion, die Erstellung basiert auf vielen Parametern, die während einer Messung erfasst werden. Die Plausibilität ist immer abhängig von der Anamnese und wird am Ende der Messung vom Arzt getroffen.

21 Urogynäkologische Urodynamik

Thomas Engels

Die Urodynamik in der Gynäkologie stellt sich aufgrund der geschlechter-spezifischen Unterschiede zwischen Mann und Frau anders dar. Während beim Mann die organische Problematik meist erst mit Beginn der Prostatavergrößerung und deren operativen Entfernung beginnt, treten bei Frauen urogynäkologische Probleme häufig früher auf. Neurologische Störungen sind davon ausgenommen.

Zu den Ursachen in der Urogynäkologie zählen z. B. hormonelle Veränderungen oder Schwankungen mit Absinken des Östrogensspiegels insbesondere in der Menopause, Störungen der Beckenbodenmuskulatur, Senkungserkrankungen (Rektozele, Uterusprolaps, Zystozele u. a), Adipositas, Geburten u. a. (vgl. Schultz-Lampel et al., 2022).

Die Durchführung in der Gynäkologie erfolgt entsprechend der Fragestellung. Komplexe neurogene Dysfunktionen des unteren Harntraktes stehen nicht im Fokus.

Im Verlauf einer Füllphase wird mit ca. 250 ml Füllvolumen zur Einschätzung der urethralen Funktion ein Urethradruckprofil durchgeführt. Im Anschluss wird die Blase bis 450/500 ml Volumen gefüllt. Dies entspricht der in der Literatur beschriebenen maximalen Kapazität einer normalen Blase.

Ein Uroflow mit anschließender ultrasonographisch gemessenen Restharnmenge wird immer nach der Messung separat durchgeführt. Sollten hier Auffälligkeiten sein, wird die Patientin konsiliarisch an einen Urologen überwiesen.

Kritisch zu hinterfragen ist, dass der Messkatheter von Beginn an in die Rückzugsvorrichtung eingelegt wird. Dies könnte zu Irritationen in der Blase führen und Fehlmessungen provozieren.

Urodynamik hat in der Gynäkologie einen anderen Stellenwert als in der Neuro-Urologie. Die Fragestellungen sind meist auf funktionelle Störungen des Detrusormuskels (einfache Überaktivität), sowie der Urethra und des Beckenbodens zugeschnitten.

Die Urodynamischen Parameter sind für eine gute urogynäkologische Versorgung ausreichend.

Die Messungen aus dem urologischen und dem gynäkologischen Bereich sind daher in einigen Anteilen übereinstimmend, aber nicht komplett untereinander deckungsgleich.

22 Normwerte in der Urodynamik

Thomas Engels, Franziska Ott

Welche Werte sind bei einer urodynamischen Messung zu erwarten? Diese basieren auf den Angaben der aktuellen, 4. Auflage des Urodynamik-Buchs des Arbeitskreises Urologische Funktionsdiagnostik und Urologie der Frau (Schultz-Lampel et al., 2022).

Es gibt aber auch Abweichungen von der Norm, die klinisch keine Relevanz haben und deshalb akzeptiert werden.

Zum Beispiel die Blasenkapazität: hier liegt der Normwert bei 350–500 ml. In der Urodynamik wird dieser Wert oft überschritten, z. B., wenn im Miktionstagebuch der höchste Eintrag bei 900 ml liegt.

Liegen uns keine Werte vom Patienten vor, sind jedoch bei neurologischen Patienten die Normwerte bindend, da eine Erhöhung des intravesikalen Miktionsdruckes von größer P_{ves} 40 cmH2O zur Folge hat, dass es zu einer Schädigung der oberen Harnwege kommen kann. Dies muss verhindert werden.

Vermittelt werden hier die Ruhewerte, Urethradruckprofil, Uroflowmetrie, Werte, die in einer Zystomanometrie gemessen werden. Dies gilt im Kinder- und Erwachsenenbereich.

22.1 Ruhewerte in der Urodynamik

Intravesikaler- und Abdominaldruck

Typische Ruhewerte nach einem Nullabgleich für P_{ves} und P_{abd} sind von der Lage und Position des Patienten abhängig:

- Liegend: 5–20 cmH$_2$0
- Sitzend: 15–40 cmH$_2$0
- Stehend: 30–50 cmH$_2$0

Unabhängig, ob der Patient sitzt, liegt oder steht, sollte der Ruhewert für den Blasenmuskel p_{det} bei 0–5 cmH$_2$O liegen

22.2 Normwerte Uroflowmetrie (Harnflussmessung)

Bei einer Norm-Uroflowmetrie ist der Kurvenverlauf glockenförmig, die Miktionszeit kleiner als 60 s und der maximale Harnfluss (Peak flow) ist abhängig von Miktionsvolumen, Alter, Geschlecht und Tagesform.

Tab. 22.1: Untere Grenzwerte von akzeptablen maximalen Harnflussraten bei der Uroflowmetrie (Dr. med. Dirk Manski, https://www.urologielehrbuch.de/uroflow.html nach Abrams u. a., 1987)

Alter (Jahre)	Min. Vol. (ml)	Männer (ml/s)	Frauen (ml/s)
4–7	100	10	10
8–13	100	12	15
14–45	200	21	18
46–65	200	12	15
Über 66	200	9	10

Uroflow ohne Gerät

Bei einer Uroflowmetrie ohne Gerät wird während einer Spontanmiktion bei vollem maximalen Harnstrahl exakt 5 s lang der Urin in einem Messbecher aufgefangen. Die aufgefangene Menge ist dann durch fünf zu dividieren, um die Flowrate in ml/sec zu errechnen (vgl. Poil & Fröhlich, 1995).

22.3 Differenzialdiagnosen

- Subvesikale Obstruktion:
  Niedriger maximaler Flow, welcher nach kurzer Zeit erreicht wird, Verlängerung der Miktionsdauer (▶ Abb. 22.1, Kurve B). Ein Qmax unter 12 ml/s macht eine subvesikale Obstruktion sehr wahrscheinlich.
- Hypokontraktiler Detrusor:
  Der maximale Harnfluss, welcher unter Norm ist, wird erst gegen Ende der ersten Miktionshälfte errreicht (▶ Abb. 22.1, Kurve C).
- Detrusorüberaktivität:
  Supranormaler Harnfluss wird sehr schnell erreicht.
- Detrusor-Sphinkter-Dyssynergie:
  Typisch ist eine schnelle Änderunge der Flussrate und ein variabler Kurvenver-

lauf. Dies kommt auch bei ängstlichen oder verkrampften Patienten vor (▶ Abb. 22.1, Kurve D).
- Bauchpresse:
Irreguläre Kurvenform bei Entleerung mit Bauchpresse, zeitweise normaler Peak flow spricht gegen eine subvesikale Obstruktion (▶ Abb. 22.1, Kurve E).

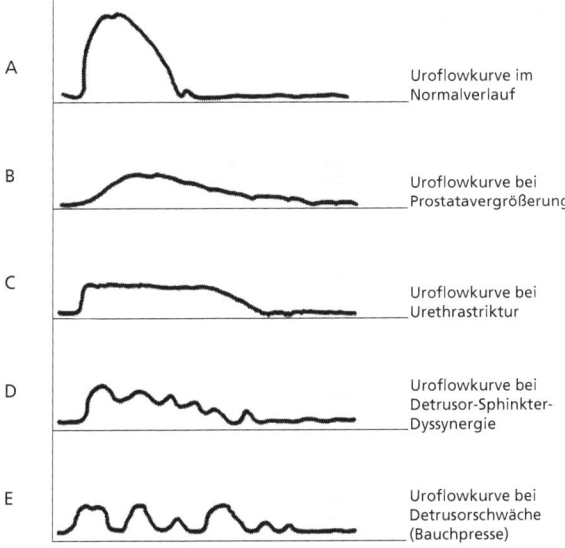

Abb. 22.1: Uroflow-Kurven

Jeder mittlere Flow < 15 ml/sec. ist suspekt und sollte insbesondere in einer Verlaufskontrolle beobachtet werden

22.4 Normwerte Urodynamik (Harnblasendruckmessung)

22.4.1 Harnblasenkapazität

Die Kapazität der Harnblase variiert, und wir unterscheiden dabei zwischen den folgenden:
Die *Harnblasenkapazität* ist das maximale Füllungsvolumen der Harnblase.
Die *funktionelle Harnblasenkapazität* ist das maximales Miktionsvolumen im Miktionstagebuch.
Die *zystometrische Harnblasenkapazität* wird während der Urodynamik gemessen.

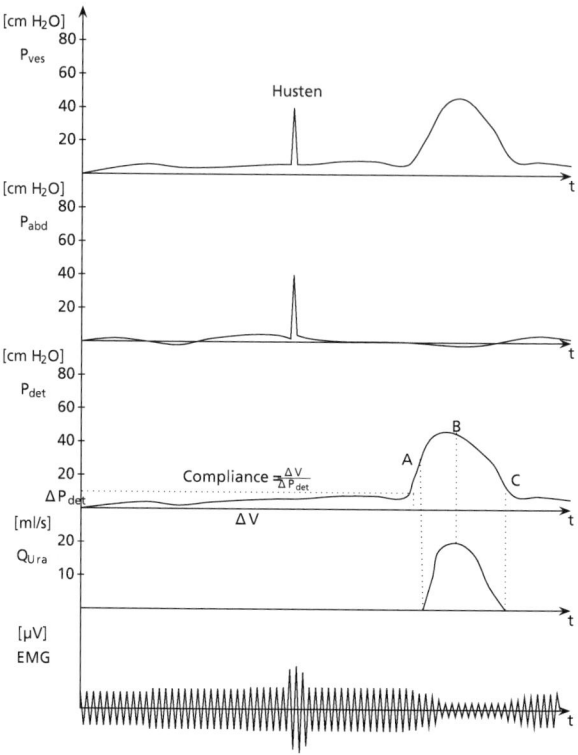

Abb. 22.2: Idealer Kurvenverlauf einer Urodynamik (Dr. med. Dirk Manski, www.urologie lehrbuch.de)

Die *Harnblasenkapazität unter Narkose* ergibt das größte Volumen (In der Literatur beschrieben: Frauen = 250–550 ml, Männer = 350–750 ml).

22.4.2 Kinder

Die Harnblasenkapazität bei Kindern kann nach zwei unterschiedlichen Formeln berechnet werden. Eine Formel wird von Dr. Manski in seinem Buch *Urologielehrbuch.de* (2024) genutzt, die zweite Formel stammt aus dem Werk *Kinderurologie in Klinik und Praxis* (Stein et. al, 2011):

- Berechnung nach Manski
  V = (Lebensalter + 2) × 30 [ml] oder
- Berechnung nach Stein et al.
  V = Alter x 30 + 30

22.4.3 Sensibilität

Die Sensibilität ist das Empfinden des Patienten währende der Harnblasenfüllung. In der Kinderurodynamik ist dies je nach Alter nicht feststellbar bzw. nicht valide verwertbar. Ab einem Alter von vier Jahren kann versucht werden, die Sensibilität zu erfahren, meist können Kinder nur den unaufschiebbaren Harndrang angeben.

Die Sensibilität wird in folgende Stufen unterteilt:

- Erstes Gefühl der Harnblasenfüllung (normal ab 100–200 ml oder > 60% der maximalen Harnblasenkapazität)
- Erster Harndrang
- Unaufschiebbarer Harndrang (normal erst kurz vor der Harnblasenkapazität).

22.4.4 Detrusorfunktion

Normal ist ein gehemmter Detrusor während der Füllung ohne Zeichen von ungewollten Detrusorkontraktionen.

Unter langsamer Füllung bleibt der Druck unter 10 cmH$_2$O, im Kindesalter liegt der Wert zwischen 14 cmH$_2$, 0–24 cmH$_2$O.

Der Detrusordruck während der Miktion ist abhängig von der Kraft des Detrusors und dem subvesikalen Widerstandes.

- Frauen: < 60 cmH$_2$O
- Männer: < 80 cmH$_2$O
- Kinder: < 75 cmH$_2$O

22.4.5 Dehnbarkeit der Harnblase (Compliance)

Erster Messpunkt ist der Start der Füllung, dieser wird Automatisch mit der Aufzeichnung gesetzt und der zweite Messpunkt ist das Erreichen der funktionellen Harnblasenkapazität vor der ersten Detrusorkontraktion oder vor dem ersten Harnverlust bzw. DLLP (Detrusor Leak Point Pressure) .Der Wert des DLLP sagt aus, ab welchem Detrusordruck Urin über die Harnröhre entweicht.

Ein Wert < 40 cmH$_2$O gilt als nicht gefährdend für den oberen Harntrakt.

Die Compliance (C=V/P) ist die Dehnbarkeit der Blase, während der Füllung. Idealerweise passt sich die Blasenwand dem Füllungsvolumen bis zum Erreichen der zystometrischen Blasenkapazität ohne wesentlichen Druckanstieg an. Man spricht am besten von reduzierter Compliance, von normaler Compliance oder von erhöhter Compliance der Blasenwand, bzw. von High Compliance und Low Compliance. Normal ist eine Füllung um 100 ml < 4 cmH2O = 25.

Normalwert der Compliance: 20–60 ml/cmH$_2$O, dies entspricht einem stabil niedrigen intravesikalen Druck (p < 15 cmH$_2$O) bis zur Harnblasenkapazität.

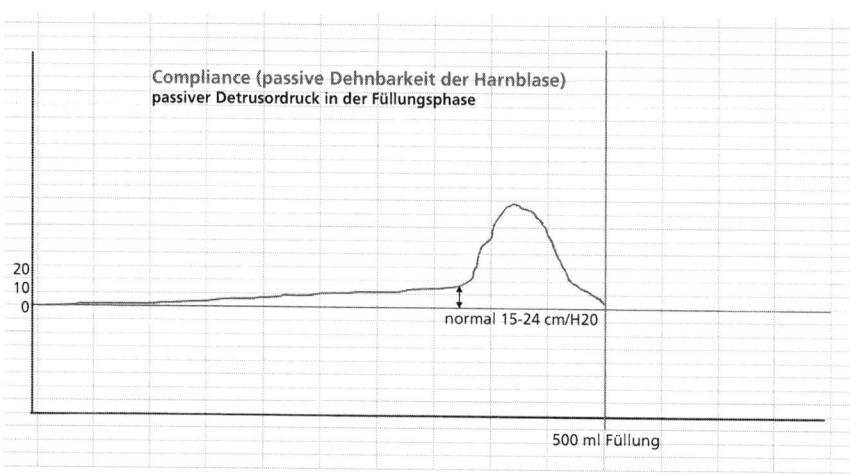

Abb. 22.3: Compliance (eigene Darstellung)

 Eine schnelle Harnblasenfüllung kann eine falsch-niedrige Compliance vortäuschen, bei niedriger Compliance ist eine Wiederholung mit langsamer Füllung notwendig.

20–60 ml/cmH$_2$O wird als Normwert bezeichnet, im Kindesalter wird ein Wert > 25 ml/cmH$_2$O abhängig vom Alter und der Blasenkapazität beschrieben.

Low Compliance

Low Compliance stellt einen erheblichen Risikofaktor für den oberen Harntrakt dar, da eine geringe Dehnbarkeit (low compliance) einen hohen Druck indiziert (high pressure) (▶ Abb. 22.4).

High Compliance

Bei der High Compliance liegt ein minimaler oder sogar kein Anstieg des Detrusordrucks bei großem Füllungsvolumen vor.

Mögliche Ursachen sind psychogen, neurogen, obstruktiv (typisch: eine lange bestehende Harnretention) oder auch pharmakologisch. ▶ Abb. 22.5 zeigt eine Uroflowmetrie bei großer Blasenkapazität ohne Entleerung, eine sogenannte High-Compliance-Blase.

22.4 Normwerte Urodynamik (Harnblasendruckmessung)

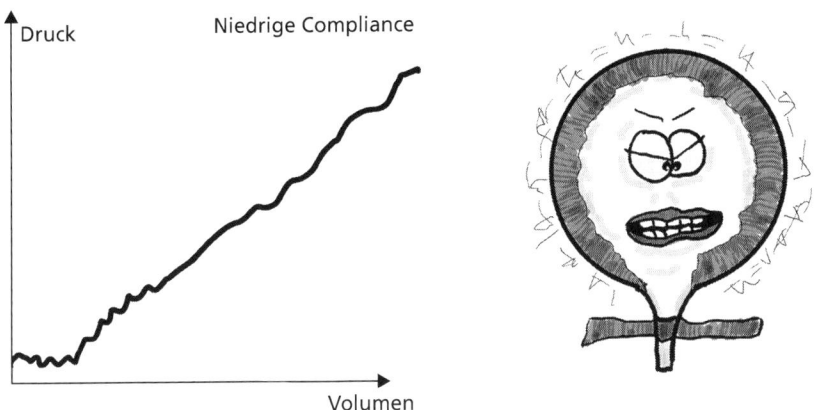

Abb. 22.4: Low Compliance (Eigene Darstellung, Engels)

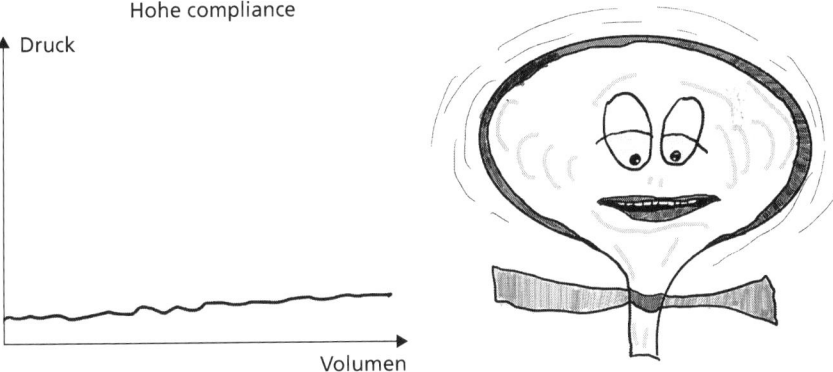

Abb. 22.5: Atone Blase High Compliance

22 Normwerte in der Urodynamik

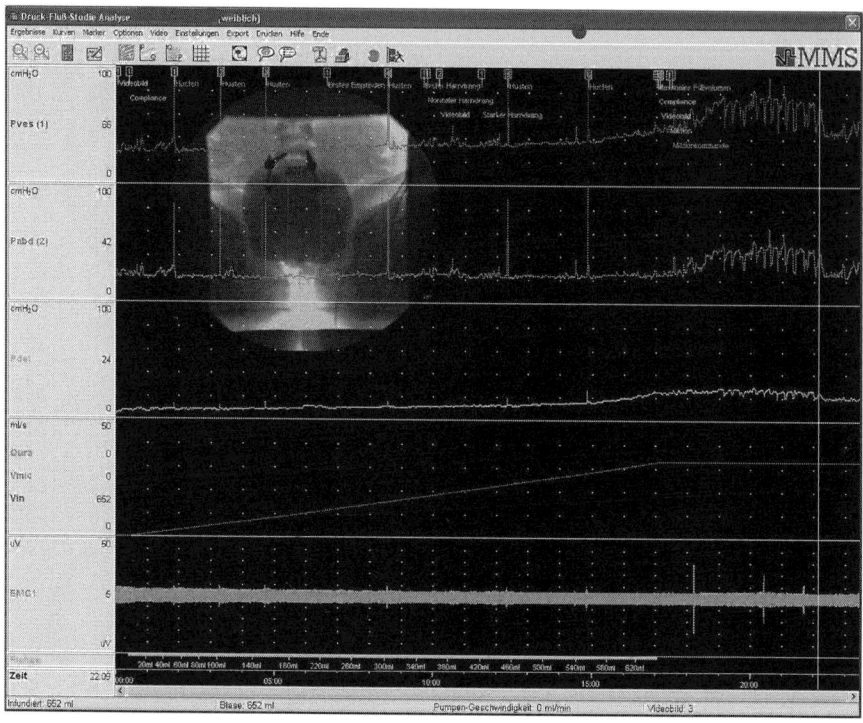

Abb. 22.6: High Compliance

22.4.6 Urethradruckprofil

- Frauen
  glockenförmiger Kurvenverlauf, Normwert für den Verschlussdruck 100-Lebensalter cmH_2O oder mindestens 20 cmH_2O und eine funktionelle Urethralänge von mindestens 3 cm.
- Männer
  plateauförmiger Kurvenverlauf und Normwert für den altersabhängigen Verschlussdruck 40–120 cmH_2O

Da diese Untersuchung im Kindesalter keine Anwendung findet, gibt es keine Angaben zu Normwerten.

22.4 Normwerte Urodynamik (Harnblasendruckmessung)

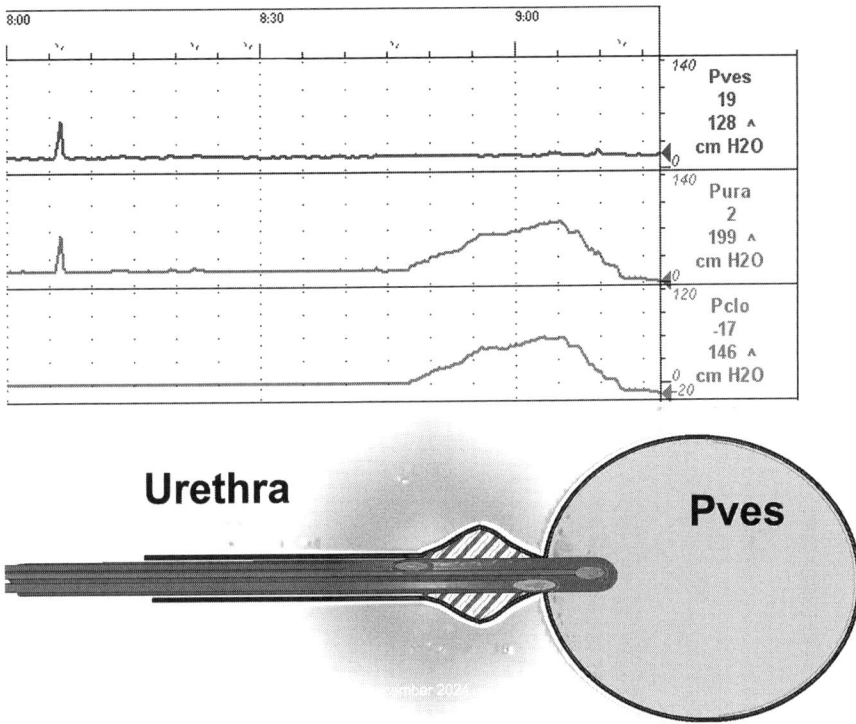

Abb. 22.7: Urethradruckprofil Frau (eigene Abbildung)

22.4.7 Uroflow-EMG

- allmähliche Aktivitätszunahme bei Harnblasenfüllung
- Aktivitätszunahme bei Belastung
- Aktivitätszunahme beim Auslösen des Bulbus-Kavernosus-Reflexes
- eine willkürliche Aktivierung der Sphinktermuskulatur ist möglich
- aufgehobene Aktivität unter Miktion

Normwert Restharn:
Normalerweise besteht kein Restharn. In der Literatur sind folgende Werte jedoch noch akzeptabel, wenn kein Krankheitswert besteht:
    Erwachsenenalter: >100 ml
Kindesalter: ≤ 10% der maximalen Blasenkapazität

22 Normwerte in der Urodynamik

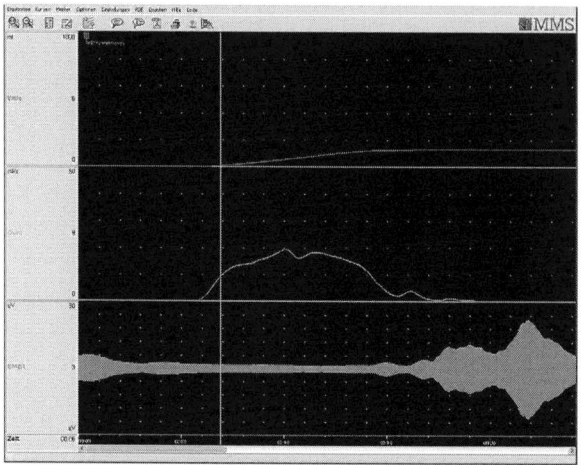

Abb. 22.8: Flow-EMG

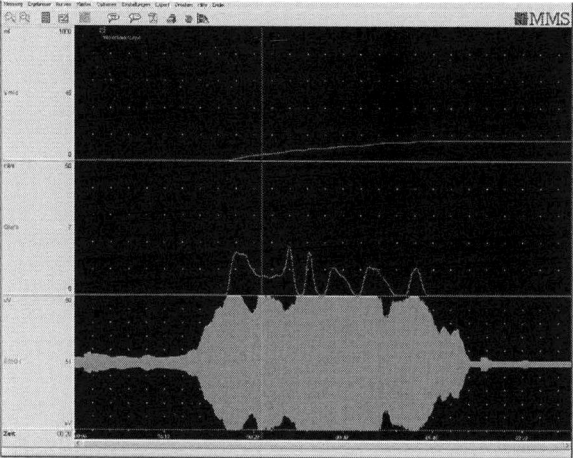

Abb. 22.9: Flow-EMG Detrusor-Sphinkter-Dyskoordination

22.4.8 Leak Point Pressure

Der Wert des intravesikalen Drucks, bei dem ein Harnverlust beobachtet wird, wird als Leak Point Pressure (LPP) bezeichnet. Allgemein besteht Kontinenz, so lange der Urethradruck höher als der Blasendruck ist. Umgekehrt entsteht Inkontinenz, wenn der intravesikale Druck den urethralen Druck übersteigt. Je höher der Druck desto höher das Risiko einer Nierenschädigung.

22.4.9 Breakvolumen

Begriff der Speicherphase der Harnblase. Das Volumen, ab welchem die Compliance deutlich sinkt, noch bevor eine Miktion oder Leckage eintritt.

22.4.10 Reflexievolumen

Das Blasenfüllungsvolumen, bei welchem die erste reflektorische Detrusorkontraktion mit oder ohne Miktion/Leckage erfolgt. Bei Füllung über 20 ml/sek und zu kalter Füllung wird der Wert verringert.

23   Bewertungshilfe einer Urodynamik

Untersuchungsart:

☐ Druck-Fluss-Messung sitzend
☐ Druck-Fluss-Messung mit Eiswassertest
☐ Druck-Fluss-Messung mit Kaliumtest
☐ Druck-Fluss-Messung mit Eiswasser- und Kaliumtest
☐ Druck-Fluss-Messung mit initialer Verschlusszystometrie
☐ Zystomanometrie liegend
☐ Zystomanometrie mit Eiswassertest
☐ Zystomanometrie mit Kaliumtest
☐ Urethradruckprofil-Messung
☐ Druck-Fluss-Messung und Urethradruckprofil-Messung

Anzahl der Messungen:

☐ 1 Messung
☐ 1 Messung und Flow-EMG
☐ 2 Messungen und Flow-EMG
☐ 3 Messungen
☐ 4 Messungen

Unter urologischer Medikation

☐ Ja
☐ Nein

Harnwegsinfekt

☐ Ja
☐ Nein

Füllrate ml pro min: _____

max. zystom. Blasenkapazität ml: _____

Compliance:

☐ regelrechte Compliance
☐ erniedrigte Compliance
☐ hohe Compliance
☐ nicht verwertbar bei HWI
☐ aufgrund des Untersuchungsverlaufes nicht zu berechnen
☐ keine Angabe möglich

Sensorik der Harnblase:

☐ Satzhinweis
☐ Blasenfüllungsgefühl bei
☐ Drangsymptomatik bei
☐ Maximaler Miktionsdrang bei
☐ keine Angabe von Blasenfüllungsgefühl
☐ Unterbauchdruckgefühl, kein regelrechtes Blasenfüllungsgefühl
☐ Missempfinden im Genitalbereich, kein regelrechtes Blasenfüllungsgefühl
☐ Hautrötungen bei zunehmender und maximaler Blasenfüllung kein regelrechtes Blasenfüllungsgefühl
☐ Kreislaufreaktion bei zunehmender Blasenfüllung
☐ Gänsehaut und Kältegefühl ab
☐ Schmerzen im Unterbauch ab

Detrusorfunktion in der Füllungsphase:

☐ stabiler Detrusor ohne Detrusorhyperaktivitäten und ohne Leckage
☐ stabiler Detrusor mit intermittierend auftretender Drangsymptomatik ohne Leckage
☐ Detrusorhyperaktivität ohne Drangsymptomatik oder Leckage.
☐ stabiler Detrusor mit intermittierend auftretender Drangsymptomatik mit Leckage.
☐ Leak-Point-Pressure cm/H2O   _____
☐ Breakvolumen ml/Blasenfüllung   _____
☐ Reflexievolumen ml/ Blasenfüllung   _____
☐ Ergebnisse der Entleerungsphase:
☐ Spontanmiktion möglich
☐ keine Spontanmiktion möglich, Abbruch der Untersuchung
☐ Abbruch der Untersuchung bei Eintreten vegetativer Reaktionen
☐ max. Abdominaldruck cm/H2O   _____
☐ max. Detrusordruck cm/H2O   _____

☐ max. int. vesik. Druck cm/H2O   _____
☐ abdom. Öffnungsdruck cm/H2O   _____
☐ intravesik. Öffnungsdruck cm/H2O   _____
☐ Detrusoröffnungsdruck cm/H2O   _____

23 Bewertungshilfe einer Urodynamik

☐ Detrusordruck bei max. Flow cm/H2O _____
☐ Effektiver Detrusordruck bei max. Flow cm/H2O _____

Uroflow bei liegendem Messkatheter

☐ Miktionsvolumen: _____ ml
☐ Miktionszeit _____ sek
☐ Qave (durchschnittl. Harnflussrate) _____ ml/sek
☐ Qmax (max. Harnflussrate): _____ ml/sek

Bewertung

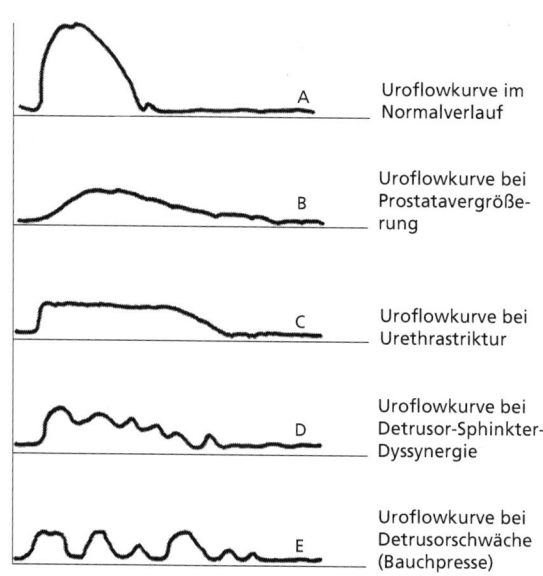

Abb. 23.1: Uroflowkurven bei verschiedenen Besonderheiten

☐ Miktionsvolumen für Bewertung nicht ausreichend

Uroflow ohne Messkatheter (Flow-EMG)

☐ Miktionsvolumen: _____ ml
☐ Miktionszeit _____ sek
☐ Qave (durchschnittl. Harnflussrate) _____ ml/sek
☐ Qmax (max. Harnflussrate): _____ ml/sek

Restharn/ml

☐ mit Messkatheter: _____
☐ ohne Messkatheter: _____

Sphinkter-EMG (perineal/OF-Elektroden):

☐ aufgrund von Artefakten nicht verwertbarer Befund
☐ Zystomanometrie im Liegen mit nicht verwertbarem Sphinkter-EMG
☐ unspezifische EMG-Aktivität
☐ Anstieg der EMG-Aktivität während der Füllungsphase, regelrechter Rückgang während der Miktionsphase (Normalbefund)
☐ Anstieg der EMG-Aktivität während der Füllungsphase, kein regelrechter Rückgang während der Miktionsphase (v. a. Detrusor-Sphinkter-Dyssynergie)

Untersuchungsverlauf

☐ regelrechte urodynamische Messungen ohne Artefakte oder eingeschränkte Untersuchungsbedingungen
☐ transurethraler DK bis zum Untersuchungstag
☐ Messung bei suprapubischer Harnableitung
☐ unauffälliger Urinbefund bei Untersuchungsbeginn
☐ Messung bei therapieresistentem HWI
☐ aufgrund von Sitzinstabilität nur Messung im Liegen möglich (Zystomanometrie)
☐ Bettlägeriger Patient
☐ nur eingeschränkte mentale und sprachliche Mitarbeit des Patienten möglich
☐ frühzeitiger Abbruch der Untersuchung aufgrund physischer Überlastung des Patienten
☐ Untersuchung im Beisein der Angehörigen
☐ Beeinflussung des Untersuchungsergebnisses durch ausgeprägte Obstipation

Auswertung Arzt:

24 Testen Sie Ihr Wissen

1. Welche Aussage über die Blasendruckmessung ist richtig? (1 Antwort ist richtig)
    a. Der Detrusordruck ist der unwichtigste Messeparameter einer Blasendruckmessung.
    b. Ein Nullabgleich sollte immer nach Einlegen der Katheter zum Körperinnendruck erfolgen.
    c. Bei korrekt erfolgtem Nullabgleich ist die Position der Transducer unerheblich.
    d. Die Füllgeschwindigkeit sollte ca. 100 ml/min. betragen.
    e. Der Detrusordruck wird aus den gemessenen Differenzdrücken von abdominalem und vesikalem Druck errechnet.
    $P_{ves} - P_{abd} = P_{det}$
2. Welche Aussage über die Blasendruckmessung ist nicht richtig? (1 Antwort ist richtig)
    a. Wenn möglich, sollte das Führen eines Miktionstagebuches über drei Tage vor der Blasendruckmessung durchgeführt werden.
    b. Der maximale Uroflow-Messwert, der während einer urodynamischen Messung erhoben wird, sollte mit dem Flowwert, der während eines freien Flows gemessen wird, in Zusammenhang gebracht (korreliert) werden.
    c. Zur Bestimmung einer intravesikalen Obstruktion können für Männer und Frauen die gleichen Nomogramme verwendet werden.
    d. Auch in fortgeschrittenem Alter kann eine urodynamische Evaluation sinnvoll sein.
    e. Vor der urodynamischen Messung sollte ein Harnwegsinfekt ausgeschlossen werden.
3. Welche Aussage über die Blasendruckmessung ist richtig? (1 Antwort ist richtig)
    a. Eine Druck-/Flussmessung ist nur bei Männern mit Verdacht auf eine intravesikale Obstruktion nötig.
    b. Insbesondere bei Patienten mit neurogenen Blasenfunktionsstörungen bietet die Videourodynamik keinen Vorteil und sollte durch sonographische Untersuchungen ersetzt werden.
    c. Insbesondere bei Patienten mit hohem Querschnitt muss auf cine autonome Dysregulation durch regelmäßige Blutdruckmessungen und klinische Beobachtung geachtet werden und bei Symptomen gegebenenfalls die Messung abgebrochen werden.
    d. Zur besseren Vergleichbarkeit der Messung sollte die Füllung der Blase standardisiert immer 50–80 ml/min betragen.

e. Die Urodynamik bietet die Möglichkeit, auch die Sensorik direkt zu messen.
4. Welche Aussage zur Uroflowmetrie ist richtig? (1 Antwort ist richtig)
   a. Die Uroflowmetrie hat bei Patienten mit Blasenfunktionsstörungen keinen hohen Stellenwert.
   b. Ein niedriger Flow während einer Uroflowmetrie ist ein wertvoller Hinweis auf eine Detrusorschwäche.
   c. Eine Uroflow-Messung sollte immer durch eine Restharnbestimmung ergänzt werden.
   d. Mehrere Uroflowmetrien am gleichen Tag ersetzen ein Miktionstagebuch.
   e. Nur eine Uroflowmetrie, die den Flow mithilfe einer rotierenden Scheibe ermittelt, kann zuverlässige Daten übermitteln.
5. Welche Aussage ist richtig? (1 Antwort ist richtig)
   a. Die gültigen Diagramme zur Berechnung der intravesikalen Obstruktion gelten für Männer und Frauen gleichermaßen.
   b. Die Diagramme zur Berechnung der intravesikalen Obstruktion wurden speziell für neurogene Blasenfunktionsstörungen entwickelt.
   c. In die Berechnung der intravesikalen Obstruktion gehen auch die EMG-Werte ein.
   d. Die Diagramme zur Berechnung der intravesikalen Obstruktion wurden anhand von urodynamischen Messdaten von Männern mit Verdacht auf BPH (Benigne Prostatahyperplasie = gutartige Vergrößerung der Prostata) entwickelt.
   e. Die gültigen Diagramme zur Berechnung der intravesikalen Obstruktion gelten auch für Kinder.
6. Welche Aussage ist richtig ? (1 Antwort ist richtig)
   a. Eine videourodynamische Untersuchung wird vor allem für Patienten mit neurogenen Blasenfunktionsstörungen empfohlen.
   b. Vor einer urodynamischen Messung sollte immer routinemäßig eine Zystoskopie durchgeführt werden.
   c. Insbesondere zur Beurteilung der intravesikalen Obstruktion ist eine Videourodynamik sinnvoll.
   d. Bei Kindern mit Spina Bifida sollte eine Videourodynamik nicht durchgeführt werden.
   e. Der während der Urodynamik gemessene Uroflowwert ist auf jeden Fall genau wie der maximale Flowwert, der während eines freien Uroflows gemessen wird.
7. Wer publizierte die erste vollständig dokumentierte urodynamische Untersuchung?
8. Wer führte die radiologische Darstellung der Harnwege unter Messbedingungen ein?
9. Wer schuf die Grundlagen zur Behandlung Querschnittgelähmter und gilt als Begründer der Paralympischen Spiele?
10. Nennen Sie die Formel zur Errechnung der Füllgeschwindigkeit bei einer Urodynamik an einem Beispiel.

11. Beschreiben Sie mind. drei Besonderheiten bei Patienten, die bei einer Urodynamik zu beachten sind (z. B. Kinder, Querschnitt).
12. Beschreiben Sie kurz mit eigenen Worten, wie ein korrekter Nullabgleich durchgeführt wird.
13. Nennen Sie ... Indikationen für einen Urodynamik.
14. Was versteht man unter der Harnblasen Compliance und nennen Sie drei Parameter die eine Low-Compliance-Blase kennzeichnen!
15. Was verstehen Sie unter DLPP und was kann mit diesem Wert abgeschätzt werden?
16. Welcher Zusammenhang besteht zwischen der Detrusor-Sphinkter-Dysfunktion »Detrusorhyperaktivität mit Sphinkterhyperaktivität« und dem oberen Harntrakt?
17. Zählen Sie ... Messfehler bei einer Urodynamik auf.

> Einige Fragen in diesem Test sind sehr komplex und speziell. Ich möchte Sie damit ermuntern, zusätzlich auch Literatur zu recherchieren.

Lösungen

1. = e
2. = c
3. = c
4. = c
5. = d
6. = a
7. Eugen Rehfisch
8. F. Hinnman
9. Sir. Ludwig Guttmann
10. Kg : 4 = Geschwindigkeit/min
11. Kapitel: 12.2; 12.3: Fehlendes Rectum, Krankenbeobachtung, Querschnitt, mögliche Fehlerquellen
12. Kapitel: 11 – Abb: 11.6 bis 11.9
13. Kapitel: 9
14. Das Verhältnis zwischen der Harnblasenfüllung und dem intravesicalen Druckanstieg.
    Erhöhte Blasendruckwerte, geringe Blasenkapazität, Harninkontinenz, pathologisch erhöhte Miktionsdruckwerte.
15. Es ist der niedrigste Detrusordruck, bei dem in Anwesenheit von erhöhtem intraabdominellem Druck, ein Harnverlust auftritt.
    Abgeschätzt werden kann das Risiko für eine Schädigung des oberen Harntrakts.
16. Ein DLPP von > 40 cmH2O führt ohne entsprechende Therapie bei bis zu 80% der Fälle zur Verschlechterung der Nierenfunktion (McGuire et al. 1981).
    Bis zu 72% der Patienten mit einer DSD entwickeln ohne entsprechende Therapie eine Verschlechterung der Nierenfunktion (Bauer et al. 1984).
17. Kapitel: 11.11

Danksagungen

Mein Dank geht an:

Peter Biehl, der mich damals in der Urologischen Ambulanz der Universitätsklinik Bonn einstellte.

Prof. Dr. Stefan Schumacher, der mich mit Frau Dr. Melchior aktiv werden ließ und mich an manche Grenze brachte. Es wurde eine Freundschaft daraus und er bringt mir bis heute großes Vertrauen entgegen.

Prof. S. C. Müller, mein damaliger Ärztlicher Direktor, er glaubte an mich und schlug mich für den Wolfgang-Knipper-Preis vor, den ich 2017 auch gewann.

Frau Prof. Kirschner Herrmanns, Leiterin der Neuro-Urologie, mit ihren Mitarbeitern. Wir haben das Kontinenzzentrum Bonn aufgebaut.

Danke an die Weiterbildung UrotherapeutIn in Bremen, meine Lehrerinnen Doris Scholt und Ellen Janhsen-Podien, die mir zu guten Freundinnen geworden sind.

Alois Ternes, ein Außendienstmitarbeiter einer Firma, übergab mir 2008 meinen ersten Workshop!

Dank auch an Martin Broehl und Stefan Ott: Mit ihnen konnte ich den ersten und einzigen Urodynamik-Workshop für Pflegende und Assistenzpersonal aufbauen.

Danke an Sascha Urs Kriegel für seine juristische Expertise.

Danke an Dr. Annette Kohler für das Interview zur gynäkologischen Urodynamik.

Danke an Jolanda Kull (Inhaberin & Geschäftsleiterin BeBo®), Christine Kaffer (Ausbilderin & Geschäftsleiterin Deutschland BeBo® Deutschland Verlag und Training GmbH), für die zur Verfügung gestellten Bilder aus den Büchern »Entdeckungsreise zur weiblichen Mitte«, »Die versteckte Kraft im Mann« und »BeBo®-Training belebt den Alltag«.

Danke an meine Partnerin, Elvira, die mich durch dieses Projekt (und das Leben) begleitet und alle Seiten lesen und korrigieren musste, bevor es nun jemand anderes lesen kann.

Literatur

Baunacke, M. (2023). *Stand der Urodynamik in Deutschland*, UroForum (3), 32–33.
Beauftragter der Bundesregierung für die Belange von Menschen mit Behinderungen (Hrsg.) (2018). *Übereinkommen über die Rechte von Menschen mit Behinderungen. Die amtliche, gemeinsame Übersetzung von Deutschland, Österreich, Schweiz und Lichtenstein.* Stand: November 2018. Zugriff am 21.10.2023 unter https://www.institut-fuer-menschenrechte.de/filead min/Redaktion/PDF/DB_Menschenrechtsschutz/CRPD/CRPD_Konvention_und_Fakulta tivprotokoll.pdf.
Benner, P. (2000). *Stufen zur Pflegekompetenz – From Novice to Expert.* Bern: Hans Huber Verlag.
BG Kliniken (o.J.). *Conale Deafferentation.* Zugriff am 18.11.2023 unter https://www.bg-klini ken.de/leistungen/detail/conale-deafferentation/.
Bremer, S., Kiess, W., Thome, U. et al. (2018). *Prävalenz von Gastroschisis, Omphalozele, Spina bifida und orofazialen Spaltbildungen bei Neugeborenen im Zeitraum Januar 2000–Dezember 2010 in Leipzig, Sachsen, Sachsen-Anhalt und Deutschland.* Gesundheitswesen, 80(02). 122–128. DOI: 10.1055/s-0042–102345.
Bundesamt für Migration und Flüchtlinge (2021). *Bevölkerung mit Migrationshintergrund in Deutschland.* Zugriff am 10.04.2024 unter https://www.bamf.de/DE/Themen/Forschung/ Veroeffentlichungen/Migrationsbericht2021/PersonenMigrationshintergrund/personenmi grationshintergrund-node.html.
Bundesministeriums der Justiz (1998). *Verordnung über das Errichten, Betreiben und Anwenden von Medizinprodukten (Medizinprodukte-Betreiberverordnung – MPBetreibV).* Zugriff am 02.08.2023 unter https://www.gesetze-im-internet.de/mpbetreibv/MPBetreibV.pdf.
CME-Verlag. *Diagnose und Therapie neurogener Blasenfunktionsstörungen.* Zugriff am 08.01.2024 unter https://www.cme-kurs.de/kurse/diagnose-und-therapie-neurogener-blasenfunktions stoerungen/#:~:text=Als%20neurogene%20Blasenfunktionsst%C3%B6rungen%20(nBFS)% 20werden,Sklerose%2C%20Schlaganfall%20oder%20Morbus%20Parkinson.
D. Denny-Brown, E. Graeme Robertson (1933). *The state of the bladder and its sphincters in complete transverse lesions of the spinal cord and cauda equina.* Brain, 56: 397–463.https://doi. org/10.1093/brain/56.4.397
D-A-CH Vereinigung der Urotherapie e.V. (o.J.) *Urotherapie.* Zugriff am 10.12.2023 unter https://urotherapie.de/therapie/.
Deutsche Gesellschaft für Urologie (DGU), Deutschsprachige Medizinische Gesellschaft für Paraplegiologie e.V. (DMGP) (2019). *S2k-Leitlinie Management und Durchführung des Intermittierenden Katheterismus (IK) bei neurogener Dysfunktion des unteren Harntraktes.* Zugriff am 19.01.2024 unter https://register.awmf.org/assets/guidelines/043-048l_S2k_Management-Durchfuehrung-Intermittierender-Katheterismus-neurogene-Dysfunktion-unterer-Harn trakt_2020-02_1_01.pdf.
Deutsche Gesellschaft für Urologie (Hrsg.) (2007). *Urologie in Deutschland. Bilanz und Perspektiven.* Heidelberg: Springer Berlin.
Deutsche Gesetzliche Unfallversicherung e.V. (DGUV) (2017). *DGUV Kompakt 2017.* Zugriff am 07.11.2023 unter https://www.dguv.de/de/mediencenter/dguv-kompakt/2017/index.jsp.
Deutsche Kontinenz Gesellschaft e.V. (o.J.). *Miktions- und Stuhltagebuch.* Zugriff am 07.11. 2023 unter https://www.kontinenz-gesellschaft.de/fuer-patienten/infomaterial/miktions-stuhltagebuch/

Deutsche Kontinenz Gesellschaft e. V. et al. (2021). *Erhebungsbogen für zertifizierte Kontinenz- und Beckenbodenzentren.* Zugriff am 27.09.2023 unter https://www.cert-iq.de/dyn files/536453_Erhebungsbogen%20neu%20_%20finale%20Version_download.pdf

Deutschsprachige Medizinische Gesellschaft für Paraplegiologie e. V. (2019). *S2k-Leitlinie Neurogene Darmfunktionsstörung bei Querschnittlähmung.* Zugriff am 19.01.2024 unter https://register.awmf.org/assets/guidelines/179-004l_S2k_Neurogene-Darmfunktionsstoerung-Querschnittlaehmung_2019-10_1.pdf.

Deutschsprachige Medizinische Gesellschaft für Paraplegiologie e.V. (2021). *S2k-Leitlinie Neuro-urologische Versorgung querschnittgelähmter Patienten.* Zugriff am 19.11.2023 unter https://register.awmf.org/assets/guidelines/179-001l_S2k_Neuro-urologische-Versorgung-querschnittgelaehmter-Patienten_2021-11.pdf.

Dils, P., Stegbauer, K. (2024). *Papyrus Edwin Smith.* In: *Science in Ancient Egypt.* Zugriff am 20.02.2023 unter https://sae.saw-leipzig.de/de/dokumente/papyrus-edwin-smith?version=97.

Droste, W. (2023). *Patientenedukation durch Pflegefachpersonen: Harn- und/oder Stuhlinkontinenz.* Padua, 18(5), 289–294.

Eggersmann, C., Lang, K., Linn, J. et al. (1995). *Beeinflussung der sensorischen Reizschwelle der männlichen Harnröhre durch Lidocain-Gel.* Aktuelle Urologie. 26: 19–21. https://doi.org/10.1055/s-2008-1057847

Fischer, M. (2012). *»Die überaktive Blase bringt dich nicht um, aber sie nimmt dir das Leben« (J. Brown).* Spectrum Urologie, 01. Zugriff am 06.12.2023 unter https://www.medmedia.at/spectrum-urologie/die-uberaktive-blase-bringt-dich-nicht-um-aber-sie-nimmt-dir-das-leben-j-brown/.

Fördergemeinschaft der Querschnittgelähmten in Deutschland e.V. (FGQ). Zugriff am 10.12.2023 unter https://www.fgq.de/.

Bachmann, H., Steuber, C. Für die Konsensusgruppe Kontinenzschulung im Kindes- und Jugendalter (Hrsg.) (2010): *Kontinenzschulung im Kindes- und Jugendalter: Manual für die standardisierte Diagnostik, Therapie und Schulung bei Kindern und Jugendlichen mit funktioneller Harninkontinenz.* Lengerich: Pabst Science Publisher.

Gitschel, K., Kaffer, C., Janhsen-Podien, E. et al. (2012). *Störungen der Harnausscheidung: Diagnostik und Therapie in der Pflege.* Stuttgart: Kohlhammer.

Haensch, C.-A. et al. (2020). *Diagnostik und Therapie von neurogenen Blasenstörungen, S1-Leitlinie*, in: Deutsche Gesellschaft für Neurologie (Hrsg.), Leitlinien für Diagnostik und Therapie in der Neurologie. Zugriff am 03.02.2024 unter https://register.awmf.org/assets/guidelines/030-121l_S1_Diagnostik-Therapie-Neurogene-Blasenstoerungen_2020-06.pdf.

Hawes, S. K. et al. (2006). *Fecal incontinence: Doctors don't ask and patients don't tell.* Gastroenterology, 130 (4), pp. A724-A724.

Henderson, D, Ndossi, M, Majige, R. et al. (2020). *Understanding the Mothers of Children with Spina Bifida and Hydrocephalus in Tanzania.* World. Neurosurgery, 142: e331-e336. doi: 10.1016/j.wneu.2020.06.224.

Höfert, R. (2011). *Von Fall zu Fall – Pflege im Recht. Rechtsfragen in der Pflege von A – Z.* Berlin/Heidelberg: Springer. DOI 10.1007/978-3-642-16593-1

Internationale Kontinenz Gesellschaft. GUP (Arbeitsgruppe zur Überprüfung der guten urodynamischen Praxis. Zugriff am 02.08.2023 unter https://www.ics.org/committees/gupreviewwg.

Jünemann, K. P.(2011). *Harninkontinenz – Thema Nr. 1.* Urologe 50, 783–784.

Kaluza, G. (2023). *Stressbewältigung. Das Handbuch zur psychologischen Gesundheitsförderung.* Berlin, Heidelberg: Springer.

Kancherla, V., Wagh, K., Pachón, H. et al. (2021). *A 2019 global update on folic acid-preventable spina bifida and anencephaly.* Birth Defects Research, 113(1), 77–89. doi: 10.1002/bdr2.1835.

Koch, H. G., Geng, V. (2021). *Querschnittlähmung verständlich erklärt. Leben mit Querschnittlähmung: Therapie, Pflege, Rehabilitation, Integration.* Bd. 2. Hrsg. von Manfred-Sauer-Stiftung und Schweizer Paraplegiker-Vereinigung.

Konrad, T. (2024). Querschnittlähmung: Was geschieht bei einer Autonomen Dysreflexie?. Zugriff am 23.02.2025 unter https://www.der-querschnitt.de/archive/6978.

Laußer, A. M. (2023). *Pflegekompetenz.* Zugriff am 21.10.2023 unter https://www.socialnet.de/lexikon/Pflegekompetenz#:~:text=Pflegekompetenz%20ist%20die%20F%C3%A4higkeit%20und,und%20beruflich%20weiter%20zu%20entwickeln.

Lazarus, R., Folkman, S. (1966). *Psychological Stress and the Coping Process.* New York: Springer.

Lewis S. J., Heaton K. W. (1997). *Stool form scale as a useful guide to intestinal transit time.* Scand. J. Gastroenterol. 32(9), 920–4. doi: 10.3109/00365529709011203

Manski, D. (o.J.). *Physiologie der Harnblase: Reflexe und Funktionssteuerung.* Zugriff am 26.06.2023 unter https://www.urologielehrbuch.de/harnblasenanatomie_04.html.

Meyerhof, M. (1931). *über den »Papyrus Edwin Smith«, das Älteste Chirurgiebuch der Welt.* Deutsche Zeitschrift f. Chirurgie, 231, 645–690. https://doi.org/10.1007/BF02797809

Montessori Freising (o.J.). *Montessori – heute.* Zugriff am 16.12.2023 unter https://www.montessori-freising.de/Montessori-heute.

Palmtag, H., Goepel, M., Heidler, H. (2007). *Anhang. Urodynamische Normbereiche.* In: Palmtag et al. (Hrsg.) *Urodynamik.* 2., vollst. überarb. Aufl., S. 258. Heidelberg: Springer.

Poil, T., Fröhlich, G. (1995). *Urodynamik-Leitfaden.* Berlin, Heidelberg: Springer.

PPM PRO PflegeManagement (o.J.). *Kultursensible Pflege: Wie gelingt der interkulturelle Pflegealltag?* Zugriff am 02.08.2023 unter https://www.ppm-online.org/stationaere-pflege/was-ist-kultursensible-altenpflege/.

Rechtsdepesche (2020). *Die Verantwortungsbereiche von Arzt und Pflegekraft.* Zugriff am 21.10.2023 unter https://www.rechtsdepesche.de/die-verantwortungsbereiche-von-arzt-und-pflegekraft/

Ryu, G. et al. (2022). *Urodynamik: Von den Basics zum Zusatzwert. Eine Übersicht über Tests, Aussagen, Nutzen.* GYNÄKOLOGIE, 4: 6–10.

Schönberger, B., Höfner, K. (2007). *Indikation zur urodynamischen Untersuchung.* In: *Urodynamik*, Berlin, Heidelberg: Springer. https://doi.org/10.1007/978-3-540-72506-0_16

Schultz-Lampel, D., Goepel, M., Hampel, C. (2012). *Urodynamik. Lehrbuch des Arbeitskreises Urologische Funktionsdiagnostik und Urologie der Frau.* 3. Aufl. Heidelberg, Berlin: Springer

Schultz-Lampel, D., Goepel, M., Hampel, C. (2022). *Urodynamik. Lehrbuch des Arbeitskreises Urologische Funktionsdiagnostik und Urologie der Frau.* 4. Aufl. Heidelberg, Berlin: Springer.

Schultz-Lampel, D., Schönberger, B. (2004). *Leitlinien der Deutschen Urologen zur Diagnostik der Blasenfunktionsstörungen beim Kind.* Urologe [A] 43, 1147–1156. https://doi.org/10.1007/s00120-004-0644-0

Schwartze, S. (2023). *10 Millionen Inkontinenz-Betroffenen das Leben erleichtern.* Zugriff am 06.12.2023 unter https://patientenbeauftragter.de/2023/06/30/10-millionen-inkontinenz-betroffenen-das-leben-erleichtern/.

Seleger, M., Krucker, J., Keller, Y. et al. (2008). *Die versteckte Kraft im Mann.* 2. Aufl. Zürich: Bebo.

Stein R., Beetz, R., Thüroff, J. W. (Hrsg.) (2011). *Kinderurologie in Klinik und Praxis.*, 3. Aufl. Stuttgart: Thieme.

Stiftung Deutsche Sporthilfe (2024). *Sir Ludwig Guttmann.* Zugriff am 14.11.2024 unter https://www.hall-of-fame-sport.de/mitglieder/detail/Ludwig-Guttmann

Urodynamik Online (2015). Zugriff am 17.12.23 unter http://urodynamik-online.de.

UROQ (2022). Zugriff am 16.12.2023 unter https://www.youtube.com/watch?v=CDx-NzQJN2o

Verein zur Förderung Kultursensibler Pflege e.V. Zugriff am 21.10.2023 unter http://kultursensibel.com/index.php?id=84.

Verordnung (EU) 2017/745 des Europäischen Parlaments und des Rates vom 5. April 2017 über Medizinprodukte, zur Änderung der Richtlinie 2001/83/EG, der Verordnung (EG) Nr. 178/2002 und der Verordnung (EG) Nr. 1223/2009 und zur Aufhebung der Richtlinien 90/385/EWG und 93/42/EWG des Rates. Zugriff am 21.10.2023 unter https://eur-lex.europa.eu/legal-content/DE/TXT/?uri=CELEX%3A32017R0745.